第4版

イラストでまなぶ 生理学

Web講義動画付

田中 越郎

東京農業大学名誉教授

医学書院

田中 越郎 Etsuro Tanaka

東京農業大学名誉教授

熊本大学医学部卒業．三井記念病院内科レジデント，熊本大学大学院，スウェーデン王立カロリンスカ研究所留学，東海大学医学部助教授等を経て 2003 年より東京農業大学教授．医学博士．
主な著書に『図解生理学 第 2 版』(共著，医学書院 2000)，『好きになる生理学 第 2 版』(講談社 2021)，『イラストでまなぶ薬理学〔Web 講義動画付〕第 4 版』(医学書院 2023)，『イラストでまなぶ人体のしくみとはたらき 第 3 版』(医学書院 2019) などがある．

イラストでまなぶ生理学［Web 講義動画付］

発　行　1993 年 1 月 15 日　第 1 版第 1 刷
　　　　2008 年 2 月 1 日　第 1 版第 20 刷
　　　　2009 年 2 月 1 日　第 2 版第 1 刷
　　　　2016 年 4 月 1 日　第 2 版第 8 刷
　　　　2016 年 11 月 15 日　第 3 版第 1 刷
　　　　2022 年 12 月 1 日　第 3 版第 7 刷
　　　　2023 年 9 月 15 日　第 4 版第 1 刷©

著　者　田中越郎（たなかえつろう）

発行者　株式会社　医学書院
　　　　代表取締役　金原　俊
　　　　〒113-8719　東京都文京区本郷 1-28-23
　　　　電話　03-3817-5600(社内案内)

印刷・製本　アイワード

ISBN978-4-260-05120-0

第4版によせて

　本書の初版を上梓したのが1993年でした．その後今までに大小合計34回のアップデートを行ってきました．そのかいもあってか，時代は変化しているのにもかかわらず内容はあまり陳腐化することもなく，長い間，多くの読者に本書を手に取っていただき続けていることは，著者として大変うれしい思いです．時代が変化しても生理学の基本は変わらないとはいえ，近年，医療をめぐる環境は激変し，学生の勉学ツールも変化し，教育における生理学の位置も変わってきました．

　そこでこのたび時代の変化に合わせて再度大きなアップデートを試み，第4版を発行することにしました．第4版で最も大きく変更した点は，理解の助けになるように，付録として71本のWeb講義動画を収載したことです．第4版においても，初めて生理学をまなぶ学生を対象にするというコンセプトや，左ページにイラスト，右ページに本文をランク別に記載するという体裁は踏襲し続けています．本文に関しては内容を再考し，理解がより深まるように大きく書き直しました．

　本書では，左ページに本文の内容をイラストで説明してあります．かなり過激な比喩やデフォルメがしてあることもありますが，オリジナルでかつ覚えてほしいポイントを強調したいがためにそのような図になりました．本書は生理学の参考書であるという立場から，教科書に必ず載っているような代表的な図や解剖学的な図はあえて省いてあります．そちらは必要に応じて教科書を参照してください．

　右ページの本文は，重要な項目だけを重要な順に3つのランクに分けて書いてあります．すなわち大見出し，中見出し，そして説明文です．当然，最も重要な事柄は大見出しとして書いてあります．生理学を初めてまなぶ学生にとっては，大見出しと中見出しの内容を理解すればそれで必要かつ十分である，と筆者は考えています．そのまま記憶してもよいような文章になっているので，丸暗記することもできます．説明文は内容理解のためのものなので，これは読むだけにとどめても結構です．試験が終わるとせっかく覚えたことをすべて忘れてしまう学生が多いようですが，せめて大見出しの項目は試験終了後もずっと記憶しておいていただきたい．将来きっと役に立つはずです．

　また，臨床的な事柄や最近のトピックなどは，コラムとして各ページの下段や章末に記載してあります．さらに，生理学とは直接関係ないが，知っていると便利な事柄は巻末に付録として記載してあります．こちらもぜひ目を通してください．

　生理学を学習するうえで理解・記憶しなければならないことは山ほどありますが，本書が少しでも学生諸君のスムーズな学習の手助けとなれば幸いです．

2023年8月

田中越郎

目次

イラスト　　　　株式会社ツグミ

装丁・デザイン　hotz desing inc.

Web 講義動画の使い方

Web 講義動画について

本文中でより理解を深めておきたい内容について，著者の講義動画を収録しています．
各動画は 2 分程度のコンパクトな長さなので，勉強の合間にぜひご活用ください．

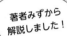
著者みずから
解説しました！

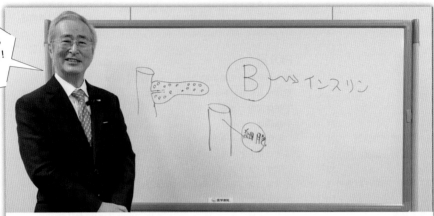

グルカゴンを分泌するA細胞は、ランゲルハンス島の中の
B細胞に隣接してモザイク状に存在しています。

動画を見る方法

❶QR コードを読み取って見る

本書紙面内の QR コードをスマートフォンなど
で読み取ることで，動画を再生できます．

❷サイトにアクセスして見る

下記のサイトにアクセスすると，一覧から好き
な動画を再生できます．

http://www.igaku-shoin.co.jp/prd/05120

- 動画は予告なしに変更・修正したり，また配信を停止する場合
もございます．ご了承ください．
- 動画は書籍の付録のため，ユーザーサポートの対象外とさせて
いただいております．ご了承ください．

▼QRコード

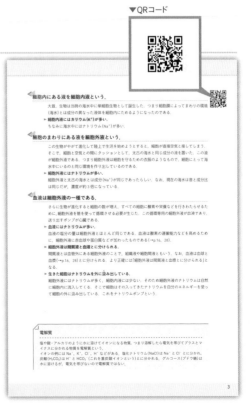

動画目次

体液

細胞内液と細胞外液

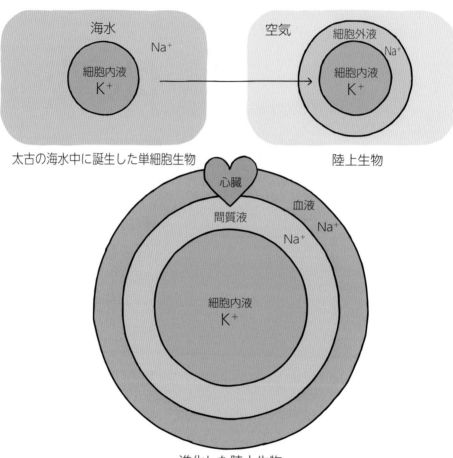

海水

Na$^+$

細胞内液
K$^+$

太古の海水中に誕生した単細胞生物

空気

細胞外液

Na$^+$

細胞内液
K$^+$

陸上生物

心臓

間質液

血液

Na$^+$

Na$^+$

細胞内液
K$^+$

進化した陸上生物

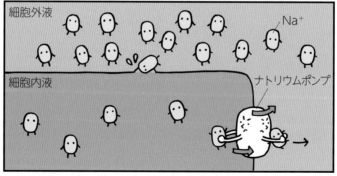

細胞外液

Na$^+$

細胞内液

ナトリウムポンプ

ナトリウムポンプ
細胞外から細胞内に自然に入ってくる Na$^+$ を自分のエネルギーを
使って細胞外へ汲み出している.

細胞内にある液を細胞内液という.

大昔，生物は当時の海水中に単細胞生物として誕生した．つまり細胞膜によってまわりの環境（海水）とは成分の異なった液体を細胞内にためるようになったのである.

▶ **細胞内液にはカリウム(K⁺)が多い.**
ちなみに海水中にはナトリウム(Na⁺)が多い.

細胞のまわりにある液を細胞外液という.

この生物がやがて進化して陸上で生活を始めようとすると，細胞が直接空気と接してしまう．そこで，細胞と空気との間にクッションとして，太古の海水と同じ成分の液を置いた．この液が細胞外液である．つまり細胞外液は細胞を守るための衣服のようなもので，細胞にとって海水中にいるのと同じ環境を作り出しているのである.

▶ **細胞外液にはナトリウムが多い.**
細胞外液と太古の海水とは成分(Na⁺)が同じであったらしい．なお，現在の海水は昔と成分比は同じだが，濃度が約3倍になっている.

血液は細胞外液の一種である.

さらに生物が進化すると細胞の数が増え，すべての細胞に酸素や栄養などを行きわたらせるために，細胞外液を管を使って循環させる必要が生じた．この循環専用の細胞外液が血液であり，送り出すポンプが心臓である.

▶ **血液にはナトリウムが多い.**
血液の塩分の量は細胞外液とほとんど同じである．血液は酸素の運搬能力などを高めるために，細胞外液に赤血球や蛋白質などが加わったものである(→p.16，28).

▶ **細胞外液は間質液と血液とに分けられる.**
間質液とは血管外にある細胞外液のことで，組織液や細胞間液ともいう．なお，血液は血球と血漿(→p.16，28)とに分けられる．より正確には「細胞外液は間質液と血漿とに分けられる」となる.

▶ **生きた細胞はナトリウムを外に汲み出している.**
細胞外液にはナトリウムが多く，細胞内液には少ない．そのため細胞外液のナトリウムは自然に細胞内に侵入してくる．そこで細胞はその入ってきたナトリウムを自分のエネルギーを使って細胞の外に汲み出している．これをナトリウムポンプという.

電解質

- -

塩や酸・アルカリのように水に溶けてイオンになる物質，つまり溶解したら電気を帯びてプラスとマイナスに分かれる物質を電解質という.
イオンの例には Na⁺，K⁺，Cl⁻，H⁺ などがある．塩化ナトリウム(NaCl)は Na⁺ と Cl⁻ とに分かれ，炭酸(H_2CO_3)は H⁺ と HCO₃⁻(これを重炭酸イオンという)とに分かれる．グルコース(ブドウ糖)は水に溶けるが，電気を帯びないので電解質ではない.

浸透圧

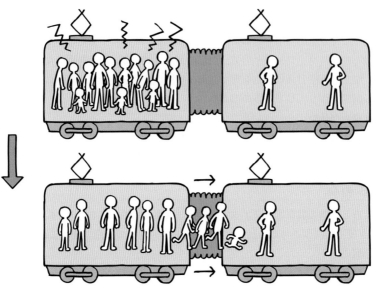

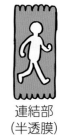

連結部
（半透膜）

混んだ車両にいる人はすいた車両に連結部を通って移ろうとする．
この移ろうとする力が浸透圧である．

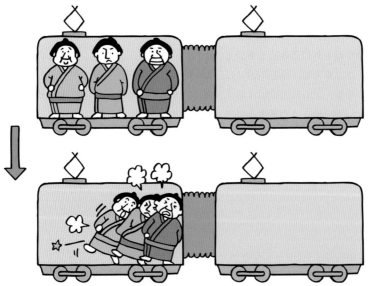

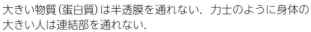

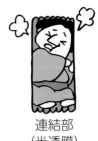

連結部
（半透膜）

大きい物質（蛋白質）は半透膜を通れない．力士のように身体の
大きい人は連結部を通れない．

◀ **浸透圧を理解することは生理学理解の基礎である.**

　浸透圧は生理学の基本中の基本である. それほど浸透圧というものは大切である.

◀ **濃度の異なった2種類の液体を隣り合わせに置くと,お互いに同じ濃度になろうとする. この同じ濃度になろうとする力を浸透圧という.**

　たとえば, 電車で混んだ車両とすいた車両があると, 人はイスを求めて混んだ車両からすいた車両へ移動しようとする. この「移動しようとする力」が浸透圧である.

◀ **浸透圧は圧力である.**

　圧力なので単位には mmHg などを用いる.

◀ **浸透圧の強さは水中に存在する粒子の数に比例する.**

　水中の粒子は車両に乗っている人に相当する. 当然混み具合がひどいほど, つまり水中の粒子の数が多いほど, イスを求める度合いは高くなり, 移動しようとする力は大きくなる.
　▶ **粒子にはグルコース(ブドウ糖)のような分子もあれば Na⁺ や K⁺ のようなイオンもある.**
　蛋白質も粒子の一種である. イスを求める度合いは車両内の人数だけに比例する. 小さな人も力士のように非常に大きな人も同じ1人として数える.

◀ **小さな粒子だけが通れる程度の小さな穴のあいた膜を半透膜という.**

　上記で「2種類の液体を隣り合わせに置く」というのは,「半透膜をさかいにして置く」という意味である.
　▶ **半透膜は蛋白質以外のものを通す膜である.**
　▶ **水, Na⁺, Cl⁻, グルコースなどは粒子が小さいので半透膜を自由に通過できる.**
　半透膜は車両の連結部のようなものである. 人は連結部を通って自由に車両間を移動できる. 移動の目的はイスを平等に分配し合うためである.
　▶ **蛋白質は粒子が大きいので半透膜は通れない.**
　力士のように身体の大きな人は車両の連結部を通れない.

◀ **細胞膜は半透膜である.**

　▶ **細胞内液と細胞外液とは細胞膜という半透膜を隔てて存在している.**
　細胞は細胞膜という半透膜を介して, 水や Na⁺, Cl⁻ などをやりとりしている.

◀ **血管壁も半透膜である.**

　▶ **血液と細胞外液は血管壁という半透膜を隔てて存在している.**
　血管壁は血管内皮細胞という薄い細胞でできている. この内皮細胞はそれ自身が半透膜のようなものである.

モル濃度と浸透圧

このページの内容はややむずかしい. そこで「血液の浸透圧は 300 mOsm/kgH$_2$O（ミリオスモル）である」ということだけを記憶すれば, このページは読みとばしてよい.

水 18 g　　NaCl 58.5 g　　グルコース 180 g　　蛋白質（血清アルブミン）66,000 g

1 モルの量
これらは, いずれも 1 モルで, 分子の数としては同じである.
分子の大きさが違っている点に注意.

グルコース 180g（1 モル）

↓ 水に溶かすと

1,000 mOsm/kgH$_2$O

NaCl 58.5g（1 モル）

↓ 水に溶かすと Na$^+$ と Cl$^-$ に分かれる.

2,000 mOsm/kgH$_2$O

モルとオスモルの関係
NaCl のように水に溶かすとイオンに分かれる物質は水中のほうが粒子の数は多くなる.

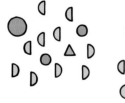

血漿

生理的食塩水

血漿と生理的食塩水
いずれも粒子の数は同じで等張である.

等張液の計算法

体液は電解質や蛋白質などを溶かしており, それらの粒子の総個数は約 0.3 M に相当する. つまり, 浸透圧は 300 mOsm/kgH$_2$O である. 0.3 M のブドウ糖（分子量 180）液濃度を％濃度で表すと, 0.3×180≒54 g/L≒5%となる. すなわち, 5%ブドウ糖液が等張液である. また, NaCl（分子量 58.5）は水中では Na$^+$ と Cl$^-$ とに分かれるので, 0.3×58.5÷2＝8.8 g/L≒0.9%となる. すなわち, 0.9% NaCl 液が等張液である. なお, この計算方法は必ずしも理解しなくてよい.

どんな分子でも 1 モル（1 mol）なら，その分子の数は同じである．

- ▶ **NaCl 58.5 g を 1 モルという．**

  Na の分子量は 23，Cl の分子量は 35.5 である．分子量と同じグラム数の量を 1 モルという．水（H_2O）18 g と酸素（O_2）32 g とグルコース（ブドウ糖）（$C_6H_{12}O_6$）180 g とは分子の数は同じであり，これらはいずれも 1 モルである．なお，H，O，C の原子量はそれぞれ 1，16，12 である．

NaCl 58.5 g を 1 L の水に溶かしたものが 1 モル濃度である．

- ▶ **1 モルの物質を 1 L の水に溶かしたものが 1 モル濃度である．**

  1 モル濃度の正式な定義は「1 モルの物質を水に溶かして全体量を 1 L にしたもの」であるが，上記でもそれほど大きな差はない．

- ▶ **1 モル濃度を 1 mol/L もしくは 1 M と書く．**

  1 mol/L と 1 M とは同じで，1 モル濃度もしくは 1 モーラーと読む．これを 1 モルと読むのは正しい読み方ではない．

- ▶ **1 M（モーラー）の 1,000 分の 1 が 1 mM（ミリモーラー），さらにその 1,000 分の 1 が 1 μM（マイクロモーラー）である**（→p.223）．

浸透圧は水中に存在する粒子の数に比例する．

- ▶ **浸透圧には $mOsm/kgH_2O$ という単位を用いる．**

  $1 mOsm/kgH_2O$ は 1 ミリオスモルと読む．mOsm/L を使用することもある．両者の数値は実質的には同じである．

- ▶ **グルコースは 1 mmol/L（1 mM）が $1 mOsm/kgH_2O$ である．**

  水中でも粒子の数が変わらないので，1 ミリモル濃度の浸透圧を $1 mOsm/kgH_2O$ とした．なお，この定義は正式なものとは少し異なるがそれほど大きな差はない．

- ▶ **NaCl は水中では Na^+ と Cl^- とに分かれるので，1 mmol/L（1 mM）が $2 mOsm/kgH_2O$ である．**

  グルコース 1 モル（180 g）と NaCl 1 モル（58.5 g）は，分子の数は同じである．しかし，NaCl は水に溶かすとそのほとんどが Na^+ と Cl^- とに分かれるので，水中の粒子の数としては 2 倍になる．また，水中の粒子数を基準にした濃度に当量（mEq/L，メックと読む）という単位もあるが，現在では使わない傾向にある．メックよりモル濃度を理解するほうが大切である．グルコースは 1 mM＝1 mEq/L であり，NaCl は 1 mM＝2 mEq/L である．

血液の浸透圧は約 300 $mOsm/kgH_2O$ である．

概算値として覚えておこう．より正確には 285〜295 $mOsm/kgH_2O$ で，厳密さが必要な場合は，こちらの数値を用いることも多い．

- ▶ **浸透圧 300 $mOsm/kgH_2O$ の溶液を等張液という．**

  等張のことを英語でアイソトニック（isotonic）という．

- ▶ **0.9％の NaCl 溶液や 5％のブドウ糖液は等張液である．**

0.9％ NaCl 溶液のことを生理的食塩水という．

- ▶ この濃度が血液と等張なので，これを生理的食塩水（略して生食）という．

浸透圧が 300 $mOsm/kgH_2O$ より高い液を高張液，低い液を低張液という．

膠質浸透圧

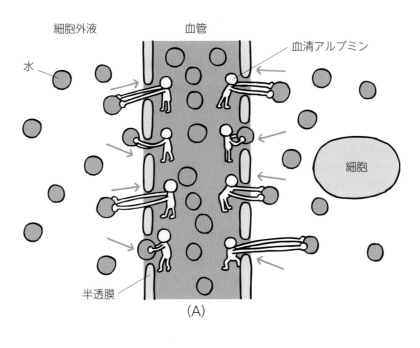

(A)

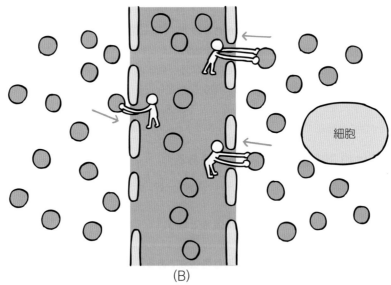

(B)

膠質浸透圧と浮腫

血清アルブミンは，（A）のように血管内に水を引き込む作用がある．これを膠質浸透圧という．もし（B）のように血清アルブミンの量が減ると，血管内に水を引き込めず，血管外の水の量が増えてしまう．これが浮腫である．

半透膜は蛋白質を通さない.

▶ 蛋白質濃度の異なった2種類の液体を半透膜を隔てて置くと,同じ濃度になる方向に水分子が半透膜を移動する.

蛋白質は半透膜を通過できないので,代わりに水が移動して,2つの溶液の濃度差を縮めようとする.本来ならば蛋白質が濃い溶液から薄い溶液へと移動したいところであるが,蛋白質は半透膜を通過できないので,代わりに水が薄い溶液から濃い溶液へと移動するのである.

蛋白質には水を引きつける力がある.

p.4で示したように,力士のような身体の大きい人(蛋白質に相当)は車両の連結部(半透膜に相当)を通ることができない.しかし,イス(水に相当)は各自に平等にほしい.そこで力士を移動させる代わりに,イスを力士のいない車両から力士のいる車両へ移動させるとイスが分配できる.このイスを引きよせる力も浸透圧である.このとき力士が動きたい方向とイスが動いた方向は逆である点に注意.

蛋白質が水を引きつける力をとくに膠質浸透圧という.

膠質とは蛋白質のことである.つまり蛋白質によって生じた浸透圧のことを膠質浸透圧という.

血液の膠質浸透圧を生みだしているのは主に血清アルブミンである.

血清アルブミン(→p.28)は分子量約66,000で,半透膜を通過できない物質の中では比較的小さな粒子であり,しかも含有量が多い.血清アルブミンは免疫グロブリン(分子量約15万)に比べ分子量が約半分で,同じ1g/dLなら血清アルブミンの粒子数は免疫グロブリンの約2倍あるので,浸透圧は2倍になる.

血清アルブミンの量が低下すると浮腫が生じる.

毛細血管壁は半透膜である.血液中の血清アルブミンの量が低下すると膠質浸透圧が下がり,水は毛細血管内から血管外へ移動する.このようにして血管外の水が異常に増加してむくんだ状態を浮腫という.浮腫は重力のせいで下肢に出現しやすい.

肝臓や腎臓が悪いとなぜむくむのか?

血清アルブミンが低下するとむくみ(浮腫)が生じる.血清アルブミンは肝臓で作られており,肝臓が悪いと血清アルブミンの産生は低下し,その血中濃度は低下する.また,腎臓が悪いと蛋白尿が出ることが多い.蛋白尿の本体は尿に多量の血清アルブミンが混じったものである.つまり血中の血清アルブミンはどんどん尿中にもれており,その血中濃度は低下する.このように肝臓が悪くても腎臓が悪くても血中の血清アルブミン濃度が低下し,その結果浮腫が生じるのである.なお,浮腫は血清アルブミンの低下以外にもさまざまな原因で出現する.

酸塩基平衡

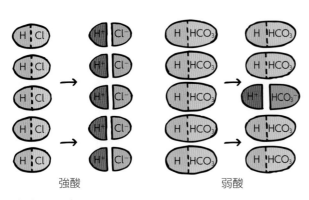

強酸と弱酸
強酸は水に溶けると多数のH^+を出すが, 弱酸はあまりH^+を出さない.

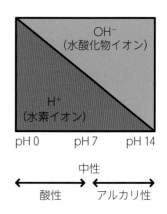

水素イオン濃度
pH 7が中性, 7以下は酸性,
7以上はアルカリ性である.

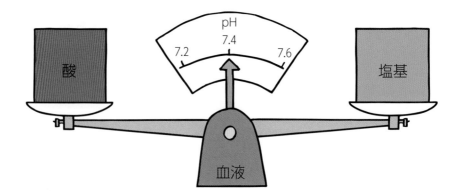

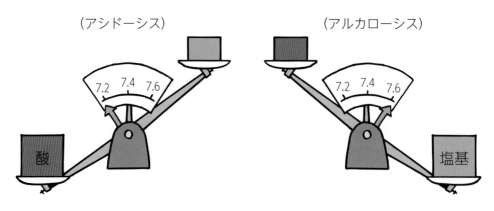

アシドーシスとアルカローシス
血液のpHは7.4である. 7.4より下がればアシドーシス, 上がればアルカローシスである.

酸は H⁺ を出すもの，塩基は OH⁻ を出すものである．

アルカリ性のものを塩基とよんでいる．H⁺ は水素イオン，OH⁻ は水酸化物イオン．

▶ **強酸とは H⁺ をたくさん放出するもの，弱酸とは H⁺ をあまり出さないものである．**

たとえば，塩酸(HCl)はそのほとんどが H⁺ と Cl⁻ とに分かれ，H⁺ をたくさん出すので強酸であり，炭酸(H_2CO_3)は H_2CO_3 のままで H⁺ と HCO₃⁻ とにはほとんど分かれない．つまり H⁺ をあまり出さないので弱酸である．

H⁺ の量を 0〜14 までの数で表したのが水素イオン濃度（pH）．

H⁺ の個数と OH⁻ の個数の積は常に一定なのでこのような表し方ができる．

▶ **水素イオン濃度のことを pH という．**

pH はピーエイチと読んでもドイツ語式にペーハーと読んでもよい．

▶ **pH は 0〜7 が酸性，7 が中性，7〜14 がアルカリ性である．**

pH は 7 より離れれば離れるほど酸・アルカリの強さは強くなる．0.01 M （→p.7）の塩酸(HCl)は pH 2，0.1 M の水酸化ナトリウム($NaOH$)は pH 13 程度である．

血液の pH は 7.4 である．

ここでいう血液とは動脈血(→p.50)のことである．

▶ **血液は弱アルカリ性である．**

血液の pH が 7.4 より低いときをアシドーシスという．

酸のことを英語でアシッド(acid)という．

血液の pH が 7.4 より高いときをアルカローシスという．

▶ **体内での酸の総量が増えるかアルカリの総量が減ればアシドーシスになる．**

体内での酸の産生が増えるか，酸の排泄が減るか，アルカリの産生が減るか，アルカリの排泄が増えるとアシドーシスになる．この逆の状態ならアルカローシスになる．

▶ **CO_2 は炭酸と同じものである．**

二酸化炭素(CO_2)は水に溶けて炭酸となる($CO_2+H_2O→H_2CO_3$)．したがって，CO_2 のことを炭酸ガスともいう．

▶ **血液の pH は呼吸と非常に深い関係にある．**

酸素(O_2)を取り込み二酸化炭素(CO_2)を排泄することを呼吸といっている．そこでたとえば，呼吸に障害があると CO_2 の排泄つまり酸の排泄が低下し，体内の酸の総量が増えアシドーシスになる．これを呼吸性アシドーシスという．このように血液の pH は呼吸によって変動しうる．呼吸と pH との関係は p.88 を参照のこと．

嘔吐が続くとアルカローシスになる．

胃液は酸なので，体外に酸を捨てると，体内はアルカローシスになる．

▶ **尿が出ないとアシドーシスになる．**

尿は弱い酸性だからである(→p.167)．

脱水

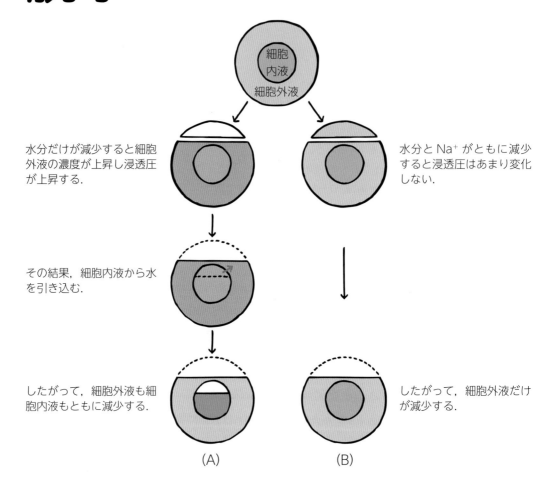

水分だけが減少すると細胞外液の濃度が上昇し浸透圧が上昇する.

水分と Na^+ がともに減少すると浸透圧はあまり変化しない.

その結果,細胞内液から水を引き込む.

したがって,細胞外液も細胞内液もともに減少する.

したがって,細胞外液だけが減少する.

(A)　　　　　(B)

脱水のパターン
脱水のパターンには2つある.水分だけを喪失すると細胞外液も細胞内液もともに減少する(A).水分と Na^+ をともに喪失すると細胞外液だけが減少する(B).しかし,実際の脱水はこの両者が混合したものがほとんどである.

表 輸液の成分

電解質組成(mEq/L)	Na⁺	K⁺	Ca²⁺	Mg²⁺	Cl⁻	乳酸	グルコース(g/dL)
生理的食塩水	154				154		
リンゲル液	147	4	5		156		
乳酸加リンゲル液	130	4	3		109	28	
ソリタ®-T3	35	20			35	20	4.3
血漿	142	4	5	2	102		0.1

血漿ではこのほかに重炭酸イオン(HCO_3^-)が 26 mEq/L,リン酸イオン(HPO_4^{2-})が 2 mEq/L,さらにイオン化した蛋白質なども存在する.なお,生理学でのリンゲル液と臨床でのリンゲル液とは少し成分が異なることがある.

体液異常には体液量の異常と浸透圧の異常とがある.

さらに成分の異常や pH の異常もある.

▶ **体液量の異常と浸透圧の異常はしばしば混在する.**

浸透圧産生の主成分は Na^+ なので,浸透圧異常は Na^+ 濃度の異常と考えてよい.

▶ **体液量が減少したものを脱水という.**

飲水不足や大量の発汗などがあると脱水になる.

砂漠のような環境,飲水不足,大量の発汗,持続する下痢・嘔吐,広範囲の火傷,手術など,要するに不足した水分と塩分を補えなくなると脱水になる.

▶ **体力が落ちたり意識障害があっても脱水になる.**

水が飲みたくても飲めなくなることもあるので十分な観察が必要である.

▶ **小児は脱水になりやすい.**

小児は成人に比べ身体の水分含有比が多いので,少しの水分変動も大きくひびく.しかも身体が小さいので,小児に輸液するときはその量や速度にとくに気をつけなければならない.

体液量の減少パターンには,細胞外液と細胞内液の両者が減少したものと,細胞外液の減少が主なものとがある.

つまり脱水にはこの 2 つのパターンがある.なお,このページで述べる細胞外液には血漿(→p.3,17,28)を含んでいる.

▶ **細胞外液が減少すると血圧が下がる.**

循環血液量が減少するから血圧が下がるのである(→p.66).なお,血漿は細胞外液の一種である.

▶ **細胞内液が減少すると口渇感が出現する.**

このとき体液の浸透圧は上昇しており,この浸透圧上昇が口渇感となる(→p.4).

脱水のパターンには,水分の喪失が主体のものと,水分と Na^+ の両者が喪失したものとがある.

▶ **水分と Na^+ をともに喪失すると主に細胞外液が減少する.**

その結果血圧が下がる.このとき血漿の浸透圧はあまり変化していない.

▶ **水分を主として喪失すると細胞外液に加え,細胞内液も減少する.**

このとき血漿の浸透圧は上昇しており,その結果口渇感が出現する.

脱水の治療は必要に応じた水分と塩分の補給つまり輸液である.

▶ **細胞外液の減少に対しては生理的食塩水(生食)を投与する.**

リンゲル液,乳酸加リンゲル液などとよばれている輸液製剤の成分は生食とほとんど同じものだと考えてよい.これらは等張液である.

▶ **細胞内液の減少に対しては低張の維持輸液製剤を投与する.**

ソリタ®-T3 などとよばれている輸液製剤であり,電解質量だけでみると低張液である.ただし,糖を加えてあるので最終的には等張〜高張になっている.

▶ **糖液の補給は単純に水だけを与えているのと同じことである.**

糖を加えるとエネルギー源になるし,輸液の浸透圧を変えられる.

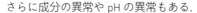

バッファー

バッファーとは pH を一定に保つ液のことである.

ダムは大雨時には水をため,日照り時には水を放出して川の水量を常に一定に保っている. バッファーとは水素イオン(H^+)のダムのようなもので,水素イオンの量つまり pH を一定に保つような溶液のことである. 水に強酸を加えると pH はかなり下がるが,バッファーに強酸を加えてもそれほど pH は下がらない. バッファーは緩衝液ともいう.

▶ **血液でのバッファー役は主に炭酸つまり CO_2 が行っている.**

弱酸や弱塩基には程度の差こそあれすべてバッファー作用(緩衝作用)がある. 炭酸以外ではリン酸や蛋白質なども作用は弱いが血液のバッファー役をしている.

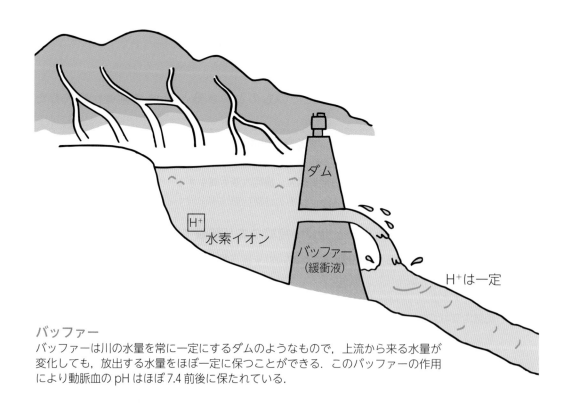

バッファー
バッファーは川の水量を常に一定にするダムのようなもので,上流から来る水量が変化しても,放出する水量をほぼ一定に保つことができる. このバッファーの作用により動脈血の pH はほぼ 7.4 前後に保たれている.

第 2 章

血液

血液の成分

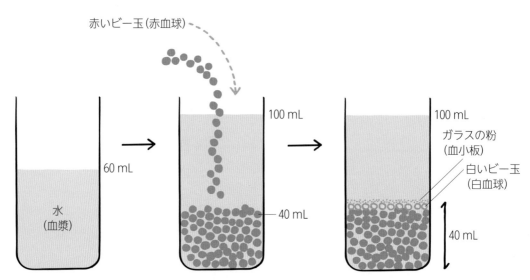

赤いビー玉(赤血球)

100 mL

60 mL

水
(血漿)

100 mL

40 mL

ガラスの粉
(血小板)

白いビー玉
(白血球)

40 mL

60 mL の水に赤いビー玉を入れて総量を 100 mL にする．これに少量の白いビー玉を加え，さらにガラスの粉をふりかければ，ハイ，血液のでき上がり．つまり血液中に赤いビー玉(赤血球)の占める割合は 40％であり，水分(血漿)は 60％である．さらに少量の白いビー玉(白血球)とガラスの粉(血小板)とを含んでいる．

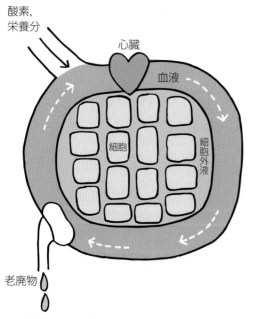

酸素,
栄養分

心臓

血液

細胞

細胞外液

老廃物

細胞外液と血液
血液は細胞外液の一種である(→p.2).

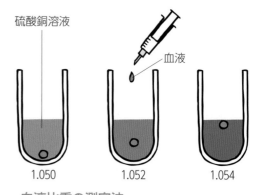

硫酸銅溶液

血液

1.050　　　1.052　　　1.054

血液比重の測定法
比重 1.052 の硫酸銅($CuSO_4$)の溶液に血液を 1 滴落とすと，その血液の比重が 1.052 より重ければ沈み，軽ければ浮かび，1.052 ならば水中で止まる．何種類かの比重の溶液を作っておけば比重値がわかる．この場合の比重は 1.052 である．

血液は細胞外液が運搬などの目的のために変化したものである.

▶ **血液と細胞外液の成分はよく似ている.**
両者のイオン組成はほぼ同じである. 血液は運搬などの目的のために細胞外液に血球を加えたものと考えてもよい(→p.2).

▶ **血液が運ぶものには，酸素，栄養分，ホルモン，老廃物などがある.**
血液は熱も運んでいる(→p.130).

▶ **血液は免疫能ももっている.**
生体を外敵から守ることが免疫である.

▶ **血液には凝固能がある.**
凝固能があるので，血管が破れたときに自動的に修復できる.

血液は液体成分と有形成分からなる.

▶ **有形成分は血球という細胞からなる.**
左図では血球はビー玉とガラスの粉で表示してある.

血球には，赤血球，白血球，血小板の3種類がある.

血小板は栓球(せんきゅう)ともいう.

▶ **この3つはいずれも生きた細胞である.**

▶ **血球の血液全体に占める割合はおよそ40〜45%である.**
この40%という値は重要である.

▶ **血球のほとんどは赤血球である.**

赤血球の量には男女差がある.

▶ **男性のほうが女性より赤血球の量が多い.**
また新生児ではやや多く，老人では少なくなる.

血液の液体成分を血漿(けっしょう)という.

▶ **血液全体に占める血漿の量は約半分しかないことになる.**
血液は液体に見えるが，純粋の液体成分は約半分(60%)しかない. このため，血液はきわめて粘稠度(ねんちゅう)が高く，ドロドロしている.

▶ **血漿は血漿蛋白質を含んでいる.**
血漿と間質液との違いは，血漿は血漿蛋白質を含んでいるという点である.

血液の比重測定は手軽にできる検査である.

▶ **赤血球のだいたいの量は比重でわかる.**
血液成分のうちでは赤血球が最も重くかつ量が多いので，比重には主として赤血球の量が反映されてくる. ただしほかの要因も多いので，検査項目としてはあまり重要視されていない.

▶ **血液の比重測定には硫酸銅溶液を用いる.**
基準値は，男性1.055〜1.063，女性1.052〜1.060であり，男性のほうが重い.

血球

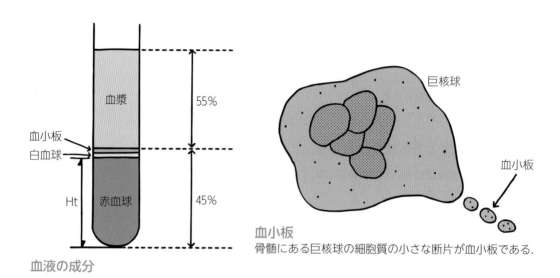

血液の成分

血小板
骨髄にある巨核球の細胞質の小さな断片が血小板である.

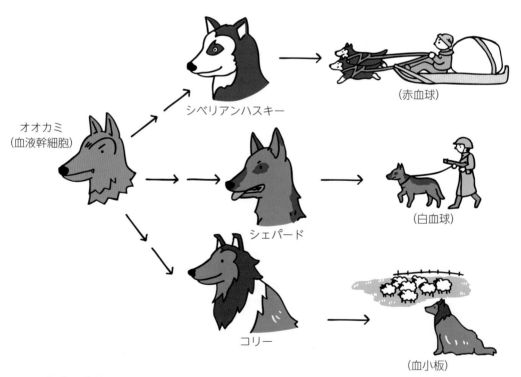

血球の分化
イヌはオオカミからそれぞれの目的にそうように作られた. 血球も血液幹細胞から 3 つの目的(酸素の運搬, 免疫, 止血)にそうように作られた.

血球は骨髄において血液幹細胞から作られる.

血液を作ることを造血という.

▶ **3種の血球はいずれも同じ細胞(血液幹細胞)から作られている.**

血液幹細胞はある命令が来ると赤血球に分化(→p.38)し，別の命令が来ると白血球や血小板に分化する．赤血球になれという命令はエリスロポエチン(→p.169)が，白血球になれという命令はほかの特殊な物質が行っている．これらはいずれもホルモンの一種である.

▶ **造血は長管骨より扁平骨のほうが盛んである.**

長管骨とは四肢の骨のように細長い棒状の骨のことをいい，扁平骨とは胸骨や腸骨(骨盤)のように扁平な骨のことをいう.

▶ **造血の盛んな骨髄は赤色に見える.**

赤色の骨髄では血液細胞の分裂がきわめて盛んである．一方，造血の行われていない骨髄は黄色に見える．これは骨髄が脂肪で置き代わっているからである.

▶ **胎児では脾臓や肝臓でも造血を行っている.**

成人の造血は通常では骨髄だけで行われている．赤色の骨髄の割合は加齢とともに次第に減少していく.

赤血球の役目は酸素の運搬である.

▶ **血液は酸素の運搬力を高めるために細胞外液に赤血球を加えたものである.**

赤血球は酸素を運ぶ運送屋さんのようなものである．血液は血漿に比べおよそ70倍の酸素を運ぶことができる.

血球の血液全体に占める容積の割合をヘマトクリットという.

白血球と血小板の容積は通常無視できるほど小さいので，血球全部の割合も赤血球だけの割合もその値はほぼ同じである.

▶ **ヘマトクリット(hematocrit)はHtと略す.**

▶ **ヘマトクリット値は成人男性45%，女性40%である.**

この数値は記憶しておくこと．基準値には幅をもたせてあり，一般に男性40〜50%，女性35〜45%程度である.

▶ **100%からヘマトクリット値を引いたものが血漿の量である.**

白血球の役目は免疫である.

白血球は細菌や癌細胞などを殺す殺し屋のようなものである．このような身体を守るしくみを免疫という．詳細は第3章「免疫」(→p.39)を参照のこと.

血小板の役目は止血である.

血小板は破れた水道管を修理する水道屋さんのようなものである．血液の止血力を高めるために，血液は血小板をもっていると考えてもよい.

▶ **血小板は巨核球の断片である.**

血小板は骨髄において巨核球という細胞の一部がちぎれてできる．巨核球の細胞の断片ではあるが，ちゃんとした生きた細胞である．この巨核球は血液幹細胞が分化したものである．つまり血液幹細胞は赤血球にも白血球にも巨核球(血小板)にも分化できるのである.

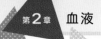
赤血球

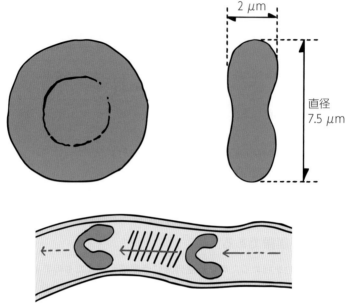

2 μm

直径
7.5 μm

赤血球の形
赤血球は折れ曲がって，自分の直径より細い血管をも通過することができる．
赤血球が押し出してくれるので，斜線部の血漿の循環もよくなる．

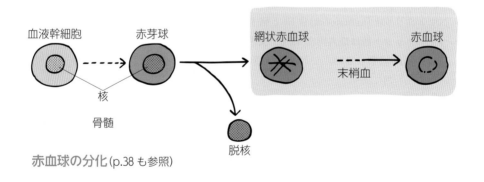

血液幹細胞　　　　赤芽球　　　　網状赤血球　　　　　　　赤血球

核

末梢血

骨髄

脱核

赤血球の分化(p.38 も参照)

基準値の記憶
- -
赤血球数の基準値は記憶しておくこと．基準値には幅をもたせてあり，一般に成人男性 400〜550 万
個/μL，女性 350〜500 万個/μL 程度である．なお，基準値を記憶するときには，単に 500 万と覚え
るのではなく 500 万個/μL と単位まで一緒に覚えることが必要である．また，μL（マイクロリット
ルと読み 10^{-6} リットルのこと）の代わりに同じ意味で mm^3（立方ミリメートル）と書くこともある．

◀ 赤血球は中央が凹んだ形をしている.

▶ **赤血球の直径は約 7.5 µm(マイクロメートル)である.**
顕微鏡で組織を調べるとき, この赤血球の直径がスケールの代わりになる. たとえば, ある細胞の長さが赤血球の 2 倍あればその細胞の長さは約 15 µm である. なお, ミクロン(µ)という単位は現在は使わず, マイクロメートル(µm)という単位を用いる.

▶ **中央が凹んでいると表面積が増える.**
表面積が大きいと酸素のやりとりに好都合である.

▶ **中央が凹んでいて変形しやすいので細い血管も通れる.**
このような形はきわめて変形能が高い. そのため, 折れ曲がれば自分の直径より小さな血管をも通ることができる. しかもこの赤血球がいっしょに流れることにより, 毛細血管での血液の循環をよくしている.

◀ 末梢血中の赤血球数は約 500 万個/µL である

末梢血管内の血液をとくに末梢血という.

▶ **この値は成人男性の値で, 成人女性は約 450 万個/µL である.**
この値は記憶しておくこと.

▶ **赤血球は骨髄で赤芽球を経て作られる.**
血液幹細胞→赤芽球→赤血球となる. 細かくいうと, 赤芽球はその成熟度によりさらにいくつかの種類に分けられる.

▶ **赤血球は核をもっていない.**
赤芽球から核がとれて赤血球となり, 骨髄の外つまり末梢血中に出てくる. 核がとれることを脱核という. 赤血球は核をもっていないが, 立派な生きた細胞である. さらに, 赤血球はミトコンドリアももっていない. 生きていくためのエネルギーは解糖系(→p.103)から得ている.

▶ **赤血球は分裂しない.**
赤血球の寿命は約 120 日である. 分裂能がないため 120 日で使い捨てである. そのため新しい赤血球を常に補充せねばならず, 骨髄では休みなく血液幹細胞からの細胞分裂が繰り返されている.

▶ **寿命の尽きた赤血球は脾臓で壊される.**
120 日経った赤血球は脾臓のマクロファージ(大食細胞)に食べられて一生を終える. 食べることを貪食という(→p.27).

◀ できたての新しい赤血球を網状赤血球という.

▶ **脱核直後の赤血球に特殊な染色を施すと, 核が抜けた跡が網状に見える.**
血液幹細胞からの分化をさらに詳しく書くと, 血液幹細胞→赤芽球→網状赤血球→赤血球となるわけである. この網状の跡はおよそ 2 日で消失する. つまり, 網状赤血球は 2 日で普通の赤血球になる.

◀ 骨髄でどんどん赤血球を作っていると, 網状赤血球の割合が増える.

網状赤血球が多ければ, 骨髄での赤血球産生が盛んであるという証拠になる. 逆に網状赤血球が少なければ, 赤血球が作られていないことを意味する.

▶ **網状赤血球の赤血球全体に占める割合は約 1%である.**
これを 10‰と表すこともある. ‰は 1,000 分率(1/1000)のことであり, パーミルまたはプロミレと読む. 基準値には幅をもたせてあり, 一般に成人男性 5〜20‰, 女性 5〜10‰程度である.

ヘモグロビン

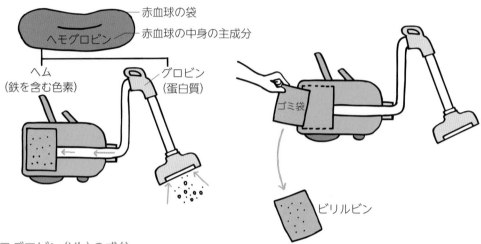

ヘモグロビン(Hb)の成分
掃除機に例えると，ホースがグロビン，本体がヘムで，さらに本体は鉄とゴミ袋からできている．このゴミ袋がヘムの鉄以外の成分である．掃除が終わると掃除機からはゴミ袋だけが捨てられて，本体は何回も利用される．なお，ゴミ袋はビリルビンという形で捨てられる．

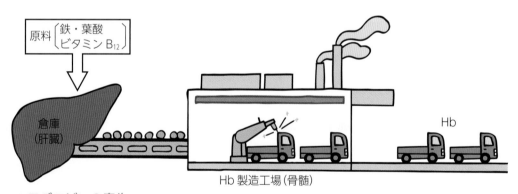

ヘモグロビンの産生
Hb製造工場には倉庫があり，余分な原料はここに貯蔵している．

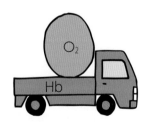

◀◀ ヘモグロビンは血色素ともいい，酸素を運搬する蛋白質である．

> ▶ **ヘモグロビン(hemoglobin)はHbと略す．**
> Hbをドイツ語式にハーベーと発音する人もいる(→p.225)．

> ▶ **ヘモグロビンは赤血球の中身の主成分である．**
> 赤血球はヘモグロビンを詰めた袋であり，赤血球の重さの約30%はヘモグロビンによる．ヘモグロビンは重いので，赤血球も重い．

◀◀ ヘモグロビンはヘムという鉄を含んだ色素とグロビンという蛋白質からできている．

> つまり，ヘモグロビン＝ヘム＋グロビンである．なお，血液の赤い色はヘムの色である．
> また，ヘム＝鉄＋鉄以外の成分 である．

◀◀ 血中のヘモグロビン濃度は，男性16 g/dL，女性14 g/dL である．

> この値は記憶しておくこと．なお，基準値には幅をもたせてあり，一般に成人男性14〜18 g/dL，女性12〜16 g/dL 程度である．

◀◀ Hb 合成には鉄が必要である．

> ▶ **摂取した鉄は胃で吸収可能な形となり，腸から吸収される．**
> 胃の塩酸の力で鉄は吸収可能な形になる．したがって，胃を手術で取った人は鉄の吸収力が低下し鉄欠乏性の貧血になる．

> ▶ **吸収された鉄は肝臓に貯蔵される．**
> 鉄をたくさん含んだ食物はレバーである．これは鉄が肝臓に貯蔵されているからである．なお，ホウレン草などの植物性食物は鉄の含有量自体は高いが，吸収率はあまり高くない．

> ▶ **赤血球の合成にはビタミンB_{12}と葉酸も必要である．**
> 葉酸はビタミンの一種であり(→p.108)，両者は赤血球の核酸合成に必要な物質である．赤芽球は分裂速度が速く，核酸を大量に作っている．そのため，ビタミンB_{12}や葉酸が不足すると赤血球にその影響が強く出てくる．

◀◀ 使用済のヘムはビリルビンになる．

> Hbはヘムとグロビンからなり，ヘムの鉄は次のHbの合成に再利用される．しかしヘムの鉄以外の成分は再利用されず，ビリルビン(→p.156)という物質に変えられ胆汁中に捨てられる．

胃切除後の病態

- -

鉄とビタミンB_{12}はともに胃で吸収可能な形に変化する．したがって，胃を切除した後は鉄とビタミンB_{12}のどちらも欠乏するようになる．ただし，ビタミンB_{12}のほうがその貯蔵量が多いので，まず鉄欠乏の症状が出現した後，しばらくして今度はビタミンB_{12}欠乏の症状が出現してくる．このように胃の機能さえきちんと理解していれば，胃を手術で切除した後にどのようなことがおこるかの理解は容易である．

貧血

貧血の原因
3つに分けて考えると理解しやすい.

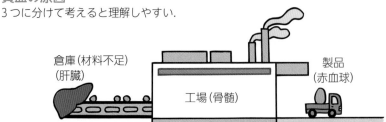

(A) 工場は正常にはたらいていても材料が不足している場合 (鉄, ビタミン B_{12} や葉酸の不足)

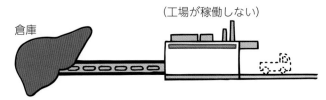

(B) 材料はあっても工場がはたらかない場合 (骨髄機能の低下)

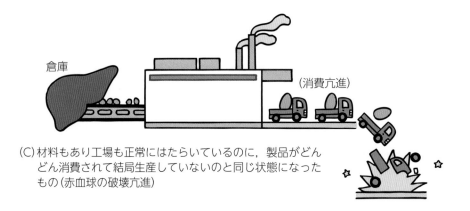

(C) 材料もあり工場も正常にはたらいているのに, 製品がどんどん消費されて結局生産していないのと同じ状態になったもの (赤血球の破壊亢進)

眼球結膜で黄疸の有無を見る.
正常では白いが, 黄疸があると
黄色になる.

眼瞼結膜で貧血の有無を見る.
正常ではピンク色, 貧血がある
と白っぽくなる.

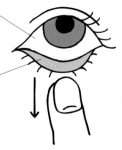

貧血と黄疸の診察
指で下眼瞼を押し下げると眼球結膜と眼瞼結膜とがよく見え, 貧血と黄疸 (→p.157) の有無がよくわかる.

酸素運搬能の低下を貧血という.

臨床的には，Hb，赤血球数，Ht などの低下を貧血ということが多い．なお，貧血の「貧」と貪食の「貪」の漢字を間違えないこと．

貧血の原因は，材料不足，工場が稼働しない，消費亢進，のどれかである.

一口に貧血といってもさまざまな種類があるが，この 3 つに分けて考えると理解しやすい．

▶ **鉄が不足すると鉄欠乏性貧血になる.**

これは左図(A)の材料不足の例であり，最も頻度の高い貧血である．このときの赤血球は小さくなり，しかも Hb 含有量も低下する．これを小球性低色素性貧血という．

▶ **血液中の鉄が低下したときは肝臓の貯蔵鉄はすでに枯渇している.**

鉄欠乏性貧血の治療で鉄剤を投与するときは，貯蔵鉄の分まで補給しなければならない．

▶ **ビタミン B₁₂ や葉酸が不足しても貧血になる.**

このときの赤血球は形が大きくなり，大球性の貧血になる．これを巨赤芽球性貧血という．昔はビタミン B₁₂ 不足の貧血は原因も治療法もわからなかったので，悪性貧血とよばれていた．現在ではもちろん「悪性」ではない．ビタミン B₁₂ と葉酸は核酸の合成に必要な物質である．

▶ **骨髄機能が悪くても貧血になる.**

左図(B)のように工場が稼働しない，つまり血球を作る工場(骨髄)が悪いわけであり，その例に再生不良性貧血などがある．また腎臓が悪いと，エリスロポエチンの産生が低下し，「赤血球を作れ」と命令されなくなるため，やはり貧血になる．

▶ **赤血球の寿命が短くなっても貧血になる.**

これは左図(C)の例である．赤血球の破壊が亢進し，産生がそれに追いつかなければやはり貧血になる．このような例を溶血性貧血という．

貧血の種類や程度の指標として MCV，MCH，MCHC がある.

貧血にはたくさんの種類があり，それぞれ Hb 値や赤血球数などが特徴的に変化する．そのため，これらの指標を用いると貧血の診断の助けになる．

▶ **MCV，MCH，MCHC は 1 個の赤血球を対象とした考え方である.**

それぞれについては下表を参照のこと．MCV は 1 個の赤血球の大きさを，MCH は 1 個の赤血球に含まれる Hb の重さを，MCHC は 1 個の赤血球中の Hb の濃度を示している．なお，かつては色素指数(CI)などの指数表示がよく用いられていたが，現在ではほとんど使われていない．

表 MCV，MCH，MCHC の計算法と基準値

平均赤血球容積(MCV)	$MCV = \dfrac{Ht}{RBC} \times 10 \, (\mu m^3)$	基準値 90 μm^3
平均赤血球ヘモグロビン(MCH)	$MCH = \dfrac{Hb}{RBC} \times 10 \, (pg)$	基準値 30 pg
平均赤血球ヘモグロビン濃度(MCHC)	$MCHC = \dfrac{Hb}{Ht} \times 100 \, (\%)$	基準値 30%

基準値は覚えやすい値にした．なお，RBC とは赤血球の百万位数であり，たとえば 450 万個/μL なら 4.5 である．Ht は%，Hb は g/dL の値を代入する．pg はピコグラムのこと(→p.223).

白血球

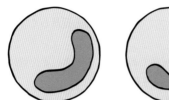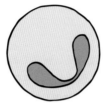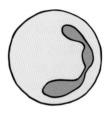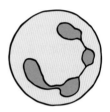

好中球の分葉
核がだんだんくびれて，あたかも核の数が増えたように見えるので，多核白血球ともいうが，核の数はあくまで1個である．

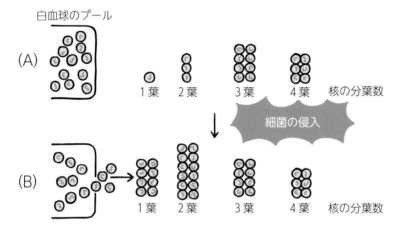

核の左方移動
好中球を核の分葉数によって並べると，それらの比はたとえば(A)のようになる．このとき左から順に並べる習慣がある．細菌の侵入などがあって好中球が増えると，できたての新しい好中球が増えるので左側に並べた細胞が多くなる(B)．このような状態を核の左方移動とよび，細菌感染などのときに見られる．

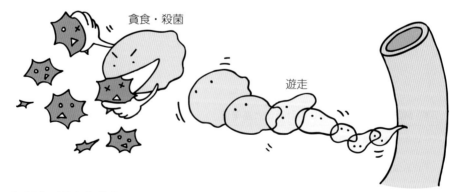

白血球の遊走と貪食
好中球は細菌を目指して進んでいき，死ぬまで食べ続ける(→p.48)．

白血球数の基準値は 4,000〜8,000 個/μL である.

白血球数の基準値は記憶しておくこと．白血球数は変動が大きいが，成人では 3,000 個/μL 以下もしくは 10,000 個/μL 以上は異常である．また小児では数が多く，新生児は約 17,000 個/μL，幼児は約 13,000 個/μL である．

▶ **感染などがあると白血球数はすみやかに上昇する.**
体内には白血球のプール(貯蔵場)があり，必要があるとすみやかに血中に動員される．

▶ **白血球には遊走作用がある.**
白血球は目的地へ自発的に進むことができる．これを遊走という．

白血球には好中球，好酸球，好塩基球，単球，リンパ球の 5 種類がある.

白血球をこのようにさらに細かく分類したものを白血球分画という．

▶ **好中球，好酸球，好塩基球を顆粒球という.**

▶ **顆粒球は成熟に従い核がくびれていく.**
核がくびれることを分葉という．成熟については p.38 を参照のこと．

▶ **白血球の分画では好中球が最も多く，次にリンパ球が多い.**
白血球の中では好中球とリンパ球が主な構成成分なので，顆粒球や多核白血球といえば好中球のことを，単核球といえばリンパ球のことを指していることも多い．

▶ **病気の種類によって白血球の数や分画が変化する.**
たとえば寄生虫疾患では好酸球が増加するというように，白血球の数や割合を調べることは病気の診断の助けになる．一般に細菌感染では好中球が増加し，ウイルス感染ではリンパ球が増加し，アレルギー疾患では好酸球が増加することが多い．

顆粒球と単球は異物の貪食 が主な仕事である.

▶ **細菌の貪食は主として好中球が行っている.**
異物の代表は細菌であり，異物を食べることを貪食という．細菌を食べるのが好中球の主な仕事である．

▶ **好酸球と好塩基球はアレルギーに関係している.**
好塩基球はアレルギーをおこし，好酸球はアレルギーを抑えるはたらきをしていると考えられている．好塩基球はマスト細胞(→p.46)と同じもの．

▶ **単球は組織にあるマクロファージ(大食細胞)と同じものである.**

▶ **リンパ球は免疫反応の主役である.**
リンパ球の詳しいことは第 3 章「免疫」(→p.39)に記載してある．

白血球は骨髄で血液幹細胞から作られる.

▶ **骨髄にある顆粒球，単球，リンパ球の未熟な細胞を，骨髄球，単芽球，リンパ芽球という.**
骨髄球のさらに未熟な段階を骨髄芽球という．芽球とは未熟な細胞のことである(→p.38)．

27

血漿

アルブミンとグロブリン

ある病院のスタッフ数を数えたら，図のようになった．ここでは女性がアルブミン，男性がグロブリンを表している．アルブミンのほとんどは看護師さん(血清アルブミンに相当)である．グロブリンはα，β，γの3種類に分けられる．点線は人数をカーブで表したもの．

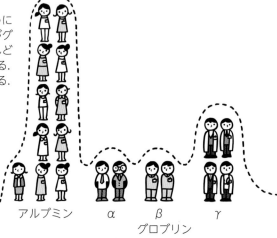

アルブミン　α　β　γ
グロブリン

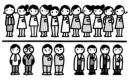 $= \dfrac{A}{G} > 1$　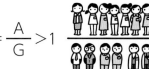 < 1

健康な場合　　　　　病気の場合

A/G 比

女性(A)と男性(G)の比では女性が多い．しかし，病気によっては女性の人数が減り，A/G 比は1より小さくなる．

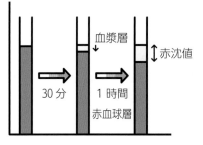

血漿層　↓　↕赤沈値
30分　1時間
赤血球層

赤沈

血液を抗凝固剤と混ぜて静かに立てておくと，赤血球が次第に下降し，赤血球層と血漿層とに分かれてくる．この血漿層の長さを赤血球沈降速度(略して赤沈または血沈(けっちん))という．

アルブミンとグロブリン

蛋白質には何万もの種類があるので，それらの性質によって蛋白質をいくつかのグループに分けた．そして水にきわめて溶けやすい蛋白質のグループをアルブミン，まあまあ水に溶けやすい蛋白質のグループをグロブリンと名づけた．つまりアルブミンやグロブリンという名称は蛋白質のグループ名である．血漿蛋白のうちアルブミンというグループに属する蛋白質のほとんどは「血清アルブミン」と名づけられた単一の蛋白質である．そのため「血清アルブミン」という固有名詞の意味で「アルブミン」というグループ名(集合名詞)がしばしば用いられている．つまり「アルブミン」といったときは「血清アルブミン」を指していることが非常に多い．なお，アルブミンとグロブリンは電気泳動という方法でも分けられる．

血液の液体成分を血漿という.

血漿は細胞外液が蛋白質を含んだものである(→p.3, 17).

アルブミンは血清アルブミンというほぼ単一の蛋白からなる.

- ► 血清アルブミンは肝臓で作られる.
- ► 血清アルブミンの半減期は約 14 日である.
- ► 血漿蛋白はアルブミンとグロブリンの 2 つのグループに分けられる.
- ► アルブミンのほうがグロブリンよりも多い.

アルブミンとグロブリンの比を A/G 比という. A/G 比は正常では 1 より大きい. 病気によってはアルブミンが減少し, その結果 A/G 比は低下し, 1 より小さくなる.

アルブミンは膠質浸透圧の主役である.

膠質浸透圧はアルブミンの量に比例する(→p.8).

- ► アルブミンが低下すると浮腫が生じる(→p.9).

グロブリンは α, β, γ に分けられる.

αグロブリンはさらにα₁とα₂とに分けられる.

- ► γ グロブリンのほとんどは抗体である.

γ グロブリン, 免疫グロブリン, 抗体の 3 者はほぼ同じ意味で用いられる.

- ► アルブミンやα, β, γ グロブリンの割合は病気によって変化する.

電気泳動によりこれらの割合を調べると病気の診断に役立つ.

血漿は栄養, ホルモン, 老廃物などを運んでいる.

- ► 血漿は酸素以外のほとんどのものを運んでいる.

これらの中には血漿蛋白質と結合した形で運ばれるものも多い.

血漿には免疫作用や止血作用もある.

運搬作用以外にもさまざまなはたらきがある. 免疫・止血作用は血球との共同作用である.

炎症反応

病気に対する防御反応などのことを炎症という. 炎症があると, 発熱, 白血球増加, 核の左方移動 (→p.26), 赤沈亢進, CRP 増加などがおこるので, これらを炎症反応という. かつては国民病であった結核にこの赤沈検査がよく使われていた. しかし赤沈値にはさまざまの要因が関与しており, まずほとんどの病気で亢進するし, 正常でも亢進することがよくある. そのため診断的価値は低く, 現在ではほとんど行われていない. 赤沈検査の最大の長所は簡単にできるということである. また, CRP とはある蛋白質の名称の略号であり, CRP の血中濃度は炎症の程度と比例して上昇するので臨床検査では重要な項目である.

止血

血管の損傷と止血
まず血小板でふたをし，そしてさらに
赤血球の塊で丈夫なふたをする．

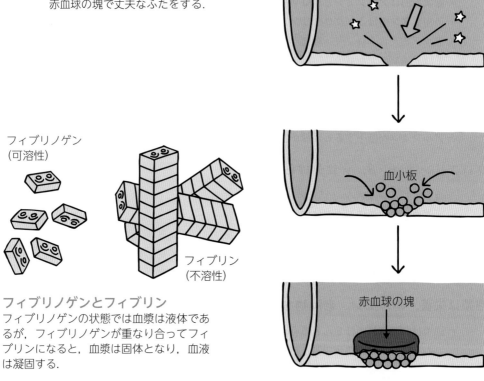

血管の損傷

血小板

赤血球の塊

フィブリノゲン
（可溶性）

フィブリン
（不溶性）

フィブリノゲンとフィブリン
フィブリノゲンの状態では血漿は液体であ
るが，フィブリノゲンが重なり合ってフィ
ブリンになると，血漿は固体となり，血液
は凝固する．

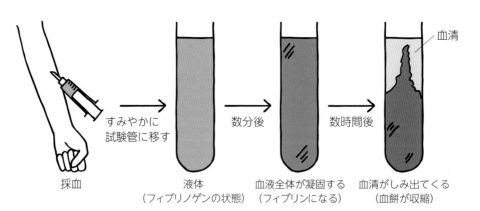

採血 → すみやかに
試験管に移す → 液体
（フィブリノゲンの状態） 数分後 → 血液全体が凝固する
（フィブリンになる） 数時間後 → 血清がしみ出てくる
（血餅が収縮）

血清

血液凝固と血清
採血した血液はすぐ固まる．そしてしばらくすると血清がしみ出してくる．

血液には固まる性質がある.

- ▶ 血液が固まることを凝固という.
- ▶ 止血は血小板と血漿との共同作業である.

血管が破れるとまず血小板が集まってふたをする.

このふたは白色をしており，やや弱いふたである.

- ▶ そして血小板のふたのまわりの血液が固まってふたをする.

このふたは赤血球の塊で赤色をしており，丈夫なふたである.

- ▶ 血小板数の基準値は約 **30 万個/μL** である.

この値は記憶しておくこと．基準値には幅があり，約 15 万〜35 万個/μL である．10 万個/μL
以下では出血の危険性が高くなる.

出血を見たらまず圧迫をする.

- ▶ 圧迫するとふたや凝固ができやすくなる.

圧迫だけで止血できるのは毛細血管か細い静脈の場合であり，動脈が切れた場合は糸での結紮
などが必要である．しかし，たとえ完全な止血ができなくても，圧迫だけでもかなり出血量は
減らせる.

採血した血液を放置すると数分で凝固する.

血液中の血漿自体にも固まる性質がある.

凝固の本体はフィブリノゲンが不溶性のフィブリンになることである.

フィブリノゲンは可溶性の蛋白質であり，線維素原ともいう．このフィブリノゲンが規則正し
く重なり合って糸状になったものがフィブリンであり，こうなるともう水には溶けない．この
フィブリンの糸がさらに複雑にからみ合って網状になり，その網が赤血球を互いに結びつけて
塊状になる．この塊を血餅という．なお，フィブリンは線維素ともいう.

- ▶ 凝固した血液を数時間放置すると血清がしみ出してくる.

数時間たつと血餅は収縮し，一回り小さくなる．収縮した血餅のすきまにしみ出してくる黄色
の液体のことを血清という.

- ▶ 血液検査の検体には血清を用いることが多い.

一般の臨床検査において血液中の物質の量を測定する場合，この血清中の濃度を測定している
ことが多い.

- ▶ 血清は血漿からフィブリノゲンを引いたものにほぼ等しい.

血漿が凝固能力（フィブリノゲン）を使い果たした残りが血清である．また，血漿蛋白を電気泳
動という方法で分離するとフィブリノゲンが現れるが，血清蛋白では現れない．つまり，血漿
はフィブリノゲンを含んでおり，血清は含んでいない.

凝固と線溶

凝固と線溶

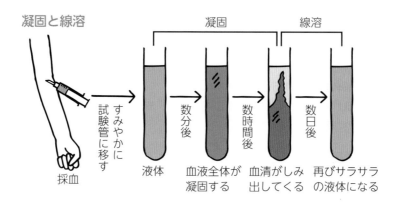

採血　→　すみやかに試験管に移す

凝固		線溶

液体　→　数分後　→　血液全体が凝固する　→　数時間後　→　血清がしみ出してくる　→　数日後　→　再びサラサラの液体になる

凝固因子と抗凝固剤

正常では十数種類の活性化した凝固因子の共同作業によりフィブリノゲンをくっつけてフィブリンを形成する.

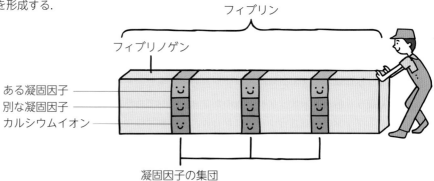

フィブリン

フィブリノゲン

ある凝固因子
別な凝固因子
カルシウムイオン

凝固因子の集団

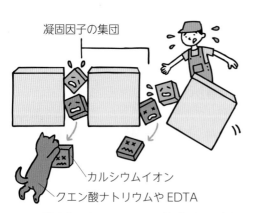

凝固因子の集団

カルシウムイオン
クエン酸ナトリウムや EDTA

クエン酸ナトリウムや EDTA が存在すると凝固因子ははたらくことができずフィブリンは形成されない.

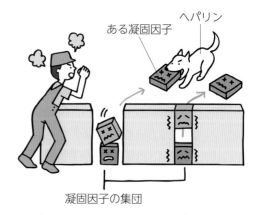

ヘパリン
ある凝固因子
凝固因子の集団

ヘパリンでも左図と同様なことが生じ,やはりフィブリンは形成されない.

凝固した血液を数日間放置すると再び液体になる.

▶ **この現象を線維素溶解現象,略して線溶という.**
一度凝固した血液は再びサラサラの液体になる.この液体はもう二度と固まることはない.

▶ **血液は凝固と線溶のバランスの上に立っている.**
凝固と線溶は一連の流れであり,凝固系には両者を含む.

▶ **出血の防止には,血管,血小板,凝固機能の 3 者が正常でなければならない.**
脳で出血がおこると致命的である.大腿部の皮下などによく見られる小さな出血斑は血液の異常というよりは毛細血管の異常が原因であることが多い.

凝固に関与する物質を凝固因子という.

▶ **凝固系は凝固因子の複雑な化学反応によって行われている.**
凝固因子には十数種類あり,そのほとんどは蛋白質である.これらが順序よくつぎつぎに反応することにより凝固や線溶が行われている.**血友病**はこのうちのある凝固因子を生まれつきもっていない病気である.

▶ **凝固因子は肝臓で作られているものが多い**(→p.154).
肝硬変のような重症の肝臓病では凝固因子の産生量が減少し,出血しやすくなる.なお,凝固因子の合成にはビタミン K が必要であり,ビタミン K の欠乏でも凝固能が低下する(→p.108).

▶ **凝固過程にはカルシウムイオンが必要である.**
カルシウムイオン(Ca^{2+})は蛋白質ではないが,重要な凝固因子の 1 つである.

抗凝固剤にはクエン酸ナトリウム,EDTA,ヘパリンなどがある.

クエン酸ナトリウムや EDTA(エデト酸,エチレンジアミン四酢酸)には Ca^{2+} に食いついてイオンとしてのはたらきをなくしてしまう作用,つまり Ca^{2+} 除去作用がある.EDTA とはこのような性質をもった特殊な化学物質である.

▶ **血液凝固を阻止する物質を抗凝固剤という.**
Ca^{2+} は凝固因子であるから,クエン酸ナトリウムや EDTA によって Ca^{2+} を除去された血液は凝固しない.

▶ **ヘパリンはある凝固因子のはたらきを止めることにより凝固を防いでいる.**
ヘパリンは糖の一種である.血液が血管内で凝固しないのは血管の細胞がヘパリンをもっているからである.動脈硬化,つまり硬化した動脈ではヘパリンの産生が低下し,血管内で血液が凝固しやすくなる.

▶ **経口の抗凝固剤もある.**
ビタミン K の作用を消す薬がある.これを飲むと血液の凝固能が低下する.血栓症の予防などに用いられる.採血した血液にこの薬を混ぜても抗凝固作用はない.

▶ **血液には適度の凝固能が必要である.**
凝固能が低下すると出血がおきてしまう.逆に凝固能が高すぎると血管内で凝固してしまう.この凝固した塊を血栓という.血栓が動脈の流れを止めてしまい,その部位より下流の組織が死んでしまったものが梗塞である.心筋梗塞がこの代表である.また,脳卒中には出血と梗塞とがあり,両者は原因も治療法も全く逆である.なお,梗塞にはその場で血栓が生じたものと,もっと上流(左心房のことが多い)で血栓が生じ,これが下流に流れて血管をつまらせた場合とがある.後者をとくに塞栓という.

血液型と輸血

表 ABO 式血液型の遺伝形式

父＼母	A	B	AB	O
A	A, O	A, B, O, AB	A, B, AB	A, O
B	A, B, O, AB	B, O	A, B, AB	B, O
AB	A, B, AB	A, B, AB	A, B, AB	A, B
O	A, O	B, O	A, B	O

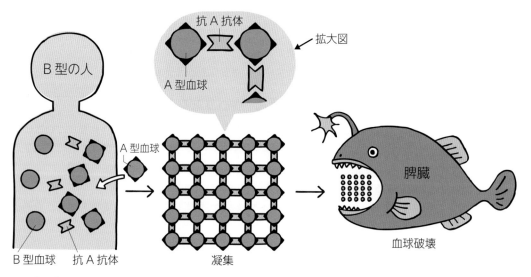

B 型の人に A 型血液を輸血すると
B 型の人は抗 A 抗体を持っている．ここに A 型血球を輸血すると
A 型血球が凝集し，この塊は脾臓で破壊される．

血液型とは赤血球表面の抗原の種類のことである.

▶ **臨床で重要なのは ABO 式と Rh 式だけであり，この血液型はメンデルの法則にしたがって遺伝する.**

ABO 式の親子の組み合わせは左表のとおりである. ABO 式と Rh 式以外にもたくさんの血液型があるが，輸血にはあまりさしさわりがないので臨床ではほとんど無視している. これらの血液型は法医学の方面で親子鑑定などに利用されている.

ABO 式では抗原の種類に A と B とがある.

抗原 A をもっている赤血球を A 型，抗原 B をもっているものを B 型，A と B の両方をもっているものを AB 型，両方とももっていないものを O 型という. 抗原と抗体に関しては p.41 を参照.

▶ **ABO 式では自分のもってない抗原に対する抗体を初めからもっている.**

A 型の人は抗 B 抗体を，B 型は抗 A 抗体を，O 型は抗 A 抗体と抗 B 抗体の両方をもっている. また AB 型の人はこれらの抗体はもっていない. この抗体のことを凝集素，また A・B 抗原のことを凝集原ということもある.

▶ **抗原とそれに対する抗体が存在すると赤血球の破壊がおこる.**

まず赤血球表面の抗原に抗体が結合し，この抗体を介して赤血球の凝集や破壊がおこる.

輸血は必ず同じ血液型同士で行う.

かつてはたとえば O 型の血液を A 型の人に輸血していたこともあったが，現在ではこのような異型輸血は全く行われていない. 血液をあげる人を供血者(ドナー)，血液をもらう人を受血者(レシピエント)といい，血液を臓器とみなせば輸血は臓器移植の一種と考えることもできる.

▶ **患者の必要に応じてその成分だけを輸血することを成分輸血という.**

血液は赤血球や血漿などの成分からなるが，患者はそのすべての成分が必要とは限らない. そこで採血した血液をこれらの成分に分け，ある患者には赤血球だけ，ある患者には血小板だけ，またある患者には血漿だけを輸血する. 一般に，手術や外傷などによる中等量の出血に対しては赤血球だけの輸血で十分である.

輸血時には必ず交差適合試験を行う.

▶ **交差適合試験にはオモテ試験とウラ試験とがある.**

たとえば O 型血液を A 型の人に輸血しても O 型血球の破壊は理論上は生じない. しかし，輸血された O 型血液中の抗 A 抗体が受血者の A 型血球を破壊することもあるし，それ以外の不明の反応が生じることもある. そこで輸血前に供血者の血球と受血者の血清(もしくは血漿)とを混ぜ合わせ凝集の有無を検査する. これをオモテ試験という. 同時に，逆に受血者の血球と供血者の血漿(もしくは血清)とを混ぜ合わせ同様に検査する. これをウラ試験という. 両者を合わせて交差適合試験(クロスマッチングテスト)といい，クロスマッチと略す.

▶ **交差適合試験は必ず毎回行う.**

たとえ同じ人から輸血する場合でも，感作(→p.45)などで前回とは異なった反応を示すこともあるので，交差適合試験は必ず毎回行う.

Rh 式血液型と HLA

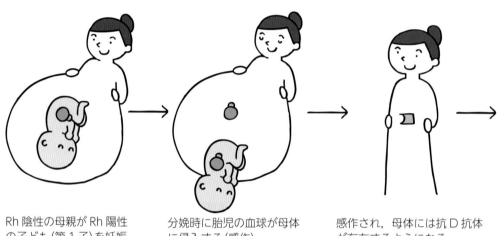

Rh 陰性の母親が Rh 陽性
の子ども (第 1 子) を妊娠.

分娩時に胎児の血球が母体
に侵入する (感作).

感作され, 母体には抗 D 抗体
が存在するようになる.

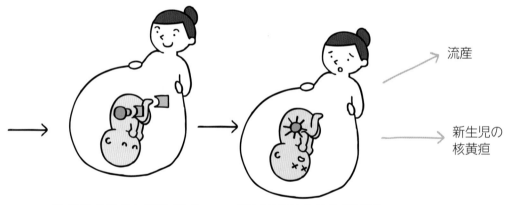

流産

新生児の
核黄疸

Rh 陽性の子ども (第 2 子) を
妊娠. 母体中の抗 D 抗体は胎
盤を通過して胎児へ移行する.

母体由来の抗 D 抗体が胎児の
血球を破壊し, 溶血をおこす.

新生児溶血性疾患 (胎児赤芽球症)

感作された Rh 陰性の女性が Rh 陽性の子どもを妊娠すると, 母体の抗 Rh 抗体が胎盤を通過して胎児
の赤血球を破壊する. これを Rh 不適合妊娠という. このときは, 流産や, たとえ無事生まれてもそ
の新生児は重症の黄疸 (溶血性黄疸→p.157) をともなうことが多い. 胎児では血液脳関門 (→p.182) が
未発達のため, 多量のビリルビンは脳を冒し, 脳性麻痺を生じたりする. 脳は大脳基底核 (→p.184) が
冒されやすいのでこれを核黄疸といい, このような病態を胎児赤芽球症という. 治療は新生児の血液
を Rh 陰性の血液と入れ替える.

Rh 抗原を赤血球表面にもつ人を Rh 陽性，もたない人を Rh 陰性という．

Rh という抗原が赤血球表面にあるかないかによって分けた血液型が Rh 式である．Rh 抗原は Rh 因子ともいう．Rh 陰性の人の割合は，日本人では約 0.5％である．

▶ **Rh 抗原は D 抗原ともいう．**

細かくいうと，Rh 抗原には 6 種類あり，そのうちの D 抗原というものをもつ人を Rh 陽性としている．つまり Rh 陰性というのは D 抗原がないという意味である．残りの 5 種の抗原に対してはそれほど強い抗体は産生されないので，臨床的にはそれほど重要視していない．D を Rh_0 と書くこともある．

▶ **Rh 陰性の人に Rh 陽性の赤血球が入ると抗 Rh 抗体が産生される．**

ABO 式血液型の場合は自分のもっていない抗原に対する抗体を初めからもっていたが，Rh 式では Rh 陰性の人は抗 Rh 抗体を最初はもっていない．なお，抗原が侵入し抗体を作る状態になることを感作といい，輸血や分娩により感作が行われる．分娩時には胎児の血液が母体に混入することがあるからである．

▶ **Rh 陰性の人で抗 Rh 抗体をもってしまった人は，つぎに Rh 陽性の赤血球と出会ったらその赤血球を破壊してしまう．**

Rh 陰性の人に Rh 陽性の血液を輸血すると，一度目は平気であるが(感作は行われる)，二度目以降は異常が生じる．同様な理由で，Rh 陰性の妊婦は一度目の妊娠は平気であるが二度目以降は流産や胎児赤芽球症をおこしやすい．

▶ **抗 Rh 抗体は胎盤を通過する．**

少しむずかしくなるが，抗 Rh 抗体は胎盤を通過し母体から胎児へ移行することができる．それに対し一般の ABO 式の抗体は抗体の種類が異なるので，胎盤は通過しない．

▶ **赤血球の破壊のことを溶血という．**

赤血球が破壊されると赤血球の中身が出てきて，あたかも赤血球が溶けたように見えるので，赤血球の破壊のことを溶血という．溶血はさまざまな原因で生じる．

白血球にも型がある．

▶ **白血球の型として見つかったものに HLA がある．**

HLA はヒトの白血球の抗原の型として発見されたもので，全部で 100 種類以上知られている．

▶ **HLA は臓器移植の拒絶反応に重要である．**

MHC(主要組織適合抗原)というものがあり，免疫応答における自己・非自己の判断，ひいては臓器移植の際の拒絶反応における非常に重要な因子である．MHC はヒトでは HLA といい，HLA は白血球だけでなくほとんどすべての細胞に存在している．

血液型と性格とは無関係

ちまたでは血液型と性格との関係がいろいろといわれているが，両者の間には少なくとも医学的根拠は全くない．つまり，医学的には全部ウソである．医学の分野ではたとえば「A 型気質」という言葉は存在する．これは精神科領域の用語であり，ワンマンで攻撃的な性格を指している．この A 型と血液型の A 型との間には何の関連もない．

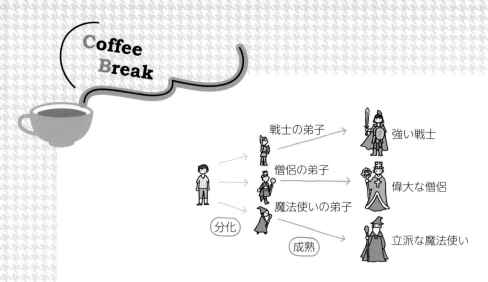

	戦士の弟子	→ 強い戦士
→	僧侶の弟子	→ 偉大な僧侶
	魔法使いの弟子	→ 立派な魔法使い

分化　成熟

分化と成熟

赤血球，白血球，血小板はいずれも骨髄で血液幹細胞から分化成熟したものである．「分化」と「成熟」とは似たような意味であり，細胞がある目的のために変化することをいう．血液幹細胞のようにまだ分化成熟してない細胞は「未分化」で，「未熟」または「幼若」という．一般に未熟な細胞ほど分裂能が高い．分化や成熟の命令はホルモンにより行われている．

白血球顆粒

好酸球(eosinophil)は酸性の色素に，好塩基球(basophil)は塩基性(アルカリ性)の色素によく染まる顆粒を細胞質にもっている．また，好中球(neutrophil)は中性領域で，酸性の色素にも塩基性の色素にもうすく染まる小さな顆粒をもっている．これに対し，単球(monocyte)とリンパ球(lymphocyte)には顆粒が全くないわけではなく顆粒をもっていることもある．しかし，顆粒の数は少ないので無顆粒球とよぶこともある．

白血病

肝細胞が癌化したものを肝細胞癌(いわゆる肝癌)というように，白血球が癌化したものを白血病という．白血病には癌化した白血球の種類やその成熟度の程度によりさまざまな種類がある．末梢血中の白血球数は増加することが多いが，減少することもある．白血病の定義は「白血球が増える病気」ではなく，「白血球が癌化した病気」である．

看護師国家試験既出問題

血液型 O 型 Rh(D)陰性の経産婦．夫の血液型は A 型 Rh(D)陽性である．妊婦の血液検査で最も留意する項目はどれか．

1. 血色素量
2. 血小板数
3. 不規則抗体
4. 総ビリルビン値

解説 この設問は Rh 不適合妊娠の知識を問うている．p.36 を参照．なお，新生児の血液ではビリルビン値に留意する．
答え [3]

自己と非自己

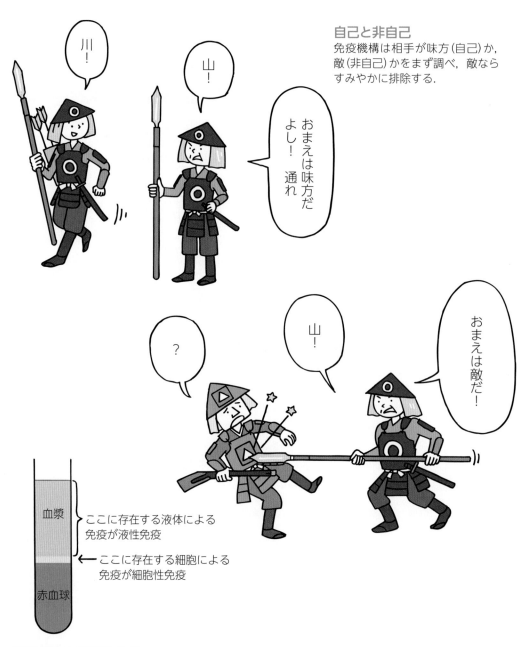

自己と非自己
免疫機構は相手が味方（自己）か，敵（非自己）かをまず調べ，敵ならすみやかに排除する．

血漿　ここに存在する液体による免疫が液性免疫

← ここに存在する細胞による免疫が細胞性免疫

赤血球

液性免疫と細胞性免疫
液性免疫は血漿中に存在する蛋白質による免疫を，細胞性免疫は白血球などの細胞自体による免疫を指す．

自分自身の細胞や組織を自己という.

▶ 自己に対し，自己以外のすべてを非自己という.

免疫とは自己と非自己を認識し，そして非自己を排除することである.

このはたらきは複数の細胞の共同作業である.

▶ **免疫では相手が自己なのか非自己なのかを常に認識しながら攻撃している.**

免疫機構には認識係と攻撃係とがおり，非自己の認識は非常に重要な仕事である.

免疫機構は出生後からとくに発達し，思春期に完成する.

同じ敵に対しても，子どもと大人では反応が異なる.

▶ **胎児期に侵入した敵は非自己と認識できない.**

胎児期に侵入したウイルスなどは自己とみなしてしまい排除機構がはたらかず，一生住みつくことがある.

▶ **子どものときに何が自己で何が非自己かを学習する.**

胸腺や扁桃は免疫に関与する組織であり，その大きさは小児期のほうが大きい.

免疫反応を引きおこすものを抗原という.

非自己イコール抗原である.

▶ **体内に本来存在するもの以外はほとんどすべてが抗原となりうる.**

外界のほとんどすべての物質が抗原(antigen)となりうるので，抗原の種類は一億種以上ある.
抗原は Ag と略す.

抗体は血漿中に存在する蛋白質である.

抗体(antibody)はγグロブリン(→p.29)に属する血漿蛋白質であり，Ab と略す.

免疫は細胞によるものと抗体によるものとの協同作用である.

免疫のしくみは大きく2つに分けられ，細胞が直接関与するものを**細胞性免疫**，抗体(つまり細胞でないもの)によるものを**液性免疫**という.

▶ **液性免疫の主役はBリンパ球，細胞性免疫の主役はTリンパ球である.**

Bリンパ球とTリンパ球に関しては次ページで説明する.

自己と非自己の認識と排除

免疫機構は自己と認識したら攻撃せず，非自己と認識したら攻撃する. たとえ相手が敵であっても非自己と認識されなかったら攻撃しない. 逆に自己を非自己と認識すると，過剰な攻撃がおこる. これがアレルギー(→p.46)である. このように自己と非自己の識別は免疫機構にとって非常に重要な仕事である.

細胞性免疫

ハエトリグモ（好中球）とオニグモ（マクロファージ）
ハエトリグモはあちこち動いて虫をとるが，ハエのような小さな虫しか
食べない．オニグモはもっと大きな虫も食べるが，守備範囲は巣の中だ
けである．両者の関係はちょうど，全身を動き回れるが小さな細菌しか
食べない好中球と，組織の中にしか住んでいないが大きな細胞も食べる
マクロファージの関係に似ている．

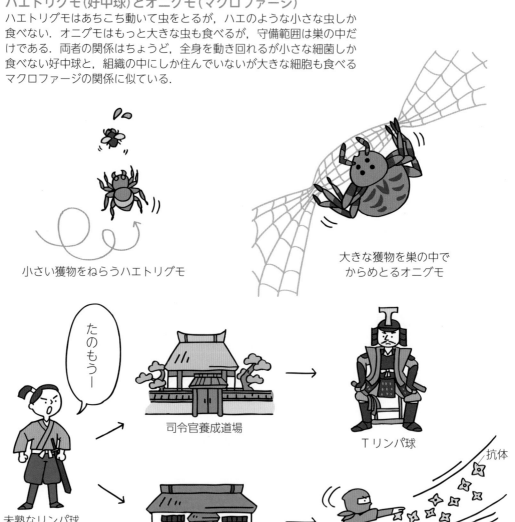

小さい獲物をねらうハエトリグモ

大きな獲物を巣の中で
からめとるオニグモ

たのもうー

司令官養成道場

Ｔリンパ球

抗体

未熟なリンパ球

手裏剣道場

Ｂリンパ球

Ｔリンパ球とＢリンパ球
Ｔリンパ球は司令官にあたる．Ｂリンパ球は手裏剣(しゅりけん)の名人となり，手裏剣を投げるのが仕事である．
手裏剣は抗体に相当する．

免疫を行う細胞には，好中球，マクロファージ，リンパ球などがある．

免疫の主役はリンパ球である．なぜなら好中球やマクロファージは攻撃専門であるが，リンパ球は非自己の認識も攻撃も，さらに攻撃係の制御も行っているからである．

好中球は細菌を食べるのが仕事である（→p.27）．

好中球は血液中に多量に存在するので，全身のどこにでもただちに大量に動員できる．

▶ **好中球は血管のすきまをくぐりぬけて細菌のいる場所へ進んでいく．**
いったん血管外に出た好中球は二度と戻ってこない．

マクロファージは細菌はおろか細胞も食べる．

マクロファージは好中球よりもはるかに強い貪食能をもっている．

▶ **病気になった細胞や老化した細胞などもマクロファージが食べている．**
病気になった細胞とはウイルスに感染した細胞や癌細胞などのことである．寿命のきた赤血球は脾臓で壊されるが，これは脾臓に住んでいるマクロファージが貪食しているのである．

▶ **マクロファージは組織の中（血管の外）に住んでいる．**
マクロファージはあまり遠いところには移動できない．白血球の単球はマクロファージの一種である．血液中の単球が血管からはい出し，組織に住みついてマクロファージになる．

リンパ球は特殊な道場で修業を積んで，免疫の専門家となる．

リンパ球にはいくつかの種類といろいろな成熟段階がある．

▶ **胸腺で修業を積んだリンパ球を T リンパ球という．**
T リンパ球は T 細胞ともいう．T は胸腺（thymus）から名づけられた．

▶ **T リンパ球は免疫にかかわる細胞たちの活性を調節している．**
T リンパ球は免疫の指令官みたいなものである．もっとはたらけという命令を出している細胞をヘルパー T 細胞という．さらにウイルス感染細胞などを直接やっつける細胞をキラー T 細胞という．

▶ **あるリンパ球は修業を積み，B リンパ球になる．**
B リンパ球は B 細胞ともいう．B 細胞の修業道場の場所は，ヒトでは骨髄らしい．

▶ **B リンパ球は抗体を産生するのが仕事である．**
抗体とは敵をやっつける蛋白質である．B リンパ球は抗体産生に専念するときは形質細胞というものに変身（分化）する．

▶ **多数のリンパ球がリンパ節や脾臓などに住んでいる．**
リンパ球が産生されるのは骨髄であるが，その後リンパ節や脾臓などで目的に応じて増殖する．
一部のリンパ球は血液に乗って全身をパトロールしている．

▶ **リンパ球同士の情報交換はホルモンで行っている．**
このホルモンをサイトカインという（→p.128）．

▶ **T 細胞や B 細胞以外のリンパ球も存在する．**
癌細胞などをやっつけるナチュラルキラー細胞（NK 細胞）は，T 細胞でも B 細胞でもないリンパ球である．

液性免疫

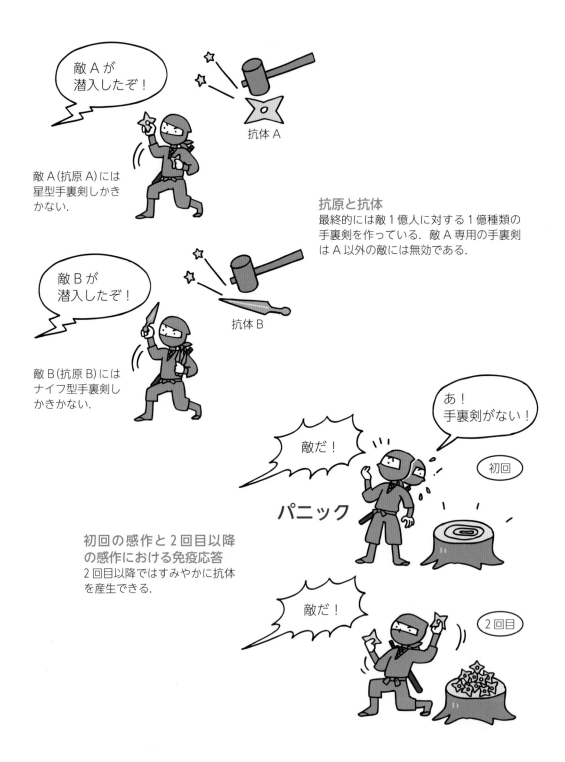

敵Aが
潜入したぞ！

抗体A

敵A（抗原A）には
星型手裏剣しかき
かない．

抗原と抗体
最終的には敵1億人に対する1億種類の
手裏剣を作っている．敵A専用の手裏剣
はA以外の敵には無効である．

敵Bが
潜入したぞ！

抗体B

敵B（抗原B）には
ナイフ型手裏剣し
かきかない．

敵だ！

あ！
手裏剣がない！

初回

パニック

**初回の感作と2回目以降
の感作における免疫応答**
2回目以降ではすみやかに抗体
を産生できる．

敵だ！

2回目

ある抗原が入るとそれに対する抗体を作る.

抗体を作るのはBリンパ球とBリンパ球がさらに分化した形質細胞である.

▶ **抗体は抗原と結合することにより相手をやっつける.**

たとえば毒素を無毒化したり, ウイルスや細菌をやっつけたりする. さらに抗体が結合した敵の細胞はマクロファージなどに貪食されやすくなる.

1つの抗体は1つの抗原に対してのみ効果がある.

たとえばインフルエンザウイルスに対する抗体はコロナウイルスには全く効果がない.

▶ **1つ1つの抗原に対し, それに対応する抗体を1つ1つ作っている.**

1つの抗体は1つの抗原とのみ結合できる. つまり1億種の抗原に対しては1億種の抗体が必要である. そして, さらにその抗体を作るために1億種のBリンパ球が存在する.

▶ **感作は2回目のほうが免疫反応は大きい.**

抗原が体内に入り免疫反応がおこることを感作^{かんさ}という. 初回の感作では抗原に対する抗体はゆっくり産生されるが, 2回目以降の感作ではただちに大量の抗体が産生される. これはあるリンパ球がこの抗原を記憶しているからである.

▶ **ワクチンは病原体の抗原を含んでいる.**

予防注射は, 前もって少量の抗原を体内に注射しておき臨戦態勢を作らせておくことにより, 病気を予防する. 2回目以降のほうが素早く免疫応答がおこるからである.

▶ **抗体自体を注射することもある.**

肝炎ウイルスなどに対するγグロブリン製剤は抗体そのものである.

▶ **補体は抗体の助手である.**

補体も血漿中の蛋白質であり, 抗体による細胞の破壊を助ける, などの作用をもつ.

抗体の量を抗体価という.

▶ **抗体価は診断に役に立つ.**

ある抗原に対する抗体価を測定すると, その抗原(つまりその病原体)に感染しているかどうかがわかり, その病気の診断に利用できる.

▶ **抗体価の測定には赤血球や補体の作用を利用する.**

赤血球は凝集や補体による破壊などの変化が肉眼でよくわかるので, 検査室ではその性質を利用して, 抗体価を測定している. 直接測定する方法もある.

アレルギー

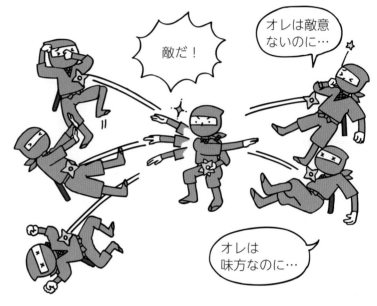

アレルギー
ある抗原に対して過剰で
かえって有害な反応をお
こしてしまうこと.

Ⅰ型アレルギー
花粉のようなアレルゲン
が IgE と反応し,それが
マスト細胞に作用してヒ
スタミンを放出させる.
このヒスタミンがアレル
ギー症状を引きおこして
いる. IgE,マスト細胞,
ヒスタミンの3つを覚え
ておこう.

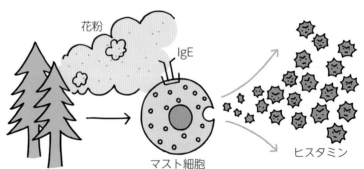

エイズ(AIDS)

エイズは後天性免疫不全症候群のことで,ヒト免疫不全ウイルス(HIV)によっておこる感染症である. HIV はリンパ球内に侵入し,リンパ球のはたらきを狂わせることにより,その人の免疫能を低下させる. そのため,健常人なら簡単にやっつけてしまえるような弱毒菌による肺炎(このような感染を日和見感染という)などにかかりやすく,癌などにもなりやすい. HIV は血液や精液のような分泌液中に含まれているので,輸血や性交により伝播する. 日本の初期のエイズ患者のほとんどは HIV に汚染された血液製剤を投与された血友病患者であった.
エイズに罹患しないためには,第三者と性交渉をもつような人とはセックスをしない,医療従事者は血液の取り扱いに十分注意する,この2点が重要である.

かえって悪い結果を引きおこす免疫反応をアレルギーという.

本来ならばおこってはいけない過剰な免疫反応のことである. たとえばとるに足らないスギ花粉やダニに対しての過剰すぎる反応や, 自分の組織なのにこれを外敵とみなして攻撃する免疫反応のことである.

▶ **アレルギーにはI〜IV型まで4種類ある.**

I〜V型に分ける方法もあるが, V型は自己免疫疾患に分類するのが主流である. とりあえずはI型アレルギーだけそのメカニズムを知っておこう.

▶ **アレルギーを引きおこす物質をアレルゲンという.**

アレルゲンとは抗原であり, 花粉, 卵白, 蜂毒など, その主成分は蛋白質のことが多い.

I型アレルギーにはマスト細胞が関与している.

マスト細胞は肥満細胞ともいう. 白血球の好塩基球とほぼ同じものである.

▶ **マスト細胞がヒスタミンを放出する.**

IgEという種類の抗体がアレルゲンと反応すると, マスト細胞からヒスタミンという物質が放出される. このヒスタミンが身体に悪い作用をもたらす.

▶ **I型アレルギーの代表に気管支喘息がある.**

II〜IV型の例としては, II型に溶血性貧血, III型にSLE(全身性エリテマトーデス→p.48)や糸球体腎炎, IV型にツベルクリン反応などがある.

▶ **気管支喘息はI型アレルギー反応が気道でおこったものである.**

I型アレルギー反応が鼻でおこれば**アレルギー性鼻炎**(いわゆる**花粉症**), 皮膚でおこれば**アトピー性皮膚炎**や**蕁麻疹**になる. この主役は**ヒスタミン**である.

▶ **全身性のI型アレルギーで急死することもある.**

命にかかわるような非常に急激な全身性のI型アレルギー反応を**アナフィラキシー**という. この主役も**ヒスタミン**である.

薬剤でもアレルギー反応がおこる.

▶ **問診はアレルギーを防ぐのにきわめて重要である.**

薬剤投与時は患者の薬のアレルギーの有無を詳しく質問すること.

▶ **食事でもアレルギー反応がおこる.**

そばに対するアレルギーなどがある. 食べるだけでなく, そばがらの枕でもアレルギー反応がおこることがある.

糖質コルチコイドはアレルギー反応を抑える.

糖質コルチコイドに関してはp.121を参照のこと.

▶ **自己の成分を非自己と認識し, 攻撃してしまう病気もある.**

このような病気を**自己免疫疾患**という. その代表に**SLE**という病気がある.

▶ **アレルギー性疾患の治療には糖質コルチコイドを用いる.**

今は「アレルギーにはステロイド」ということだけ覚えておけば十分である. ステロイドに関してもp.121を参照のこと.

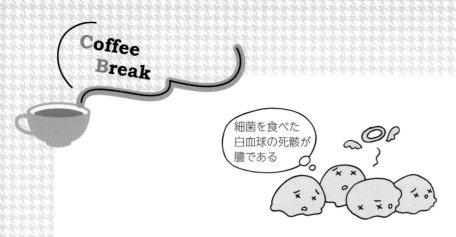

細菌を食べた
白血球の死骸が
膿である

膿

好中球は異物を食べに血管外に出ていく．このときの好中球はあたかも目をもっているかのようにアメーバ様の運動をしながら外敵めざして進んでいく．このように目的の所に進んでいくことを遊走という（→p.26）．いったん血管外に出た好中球はもう戻ってこない．膿は細菌を貪食して死んだ白血球の死骸である．このように白血球は私たちの身体を守るために細菌と刺し違えて死んでいるのである．

初乳
（しょにゅう）

分娩後数日間の乳汁は少し成分が違っており，これをとくに初乳という．初乳は抗体を多量に含んでおり，これを飲ませることにより母親の免疫力を子どもに分け与えることができる．母乳が出ないと思っている母親も初乳だけはなるべく飲ませるべきである．

全身性自己免疫疾患

以前は全身の結合組織や血管の炎症を示す疾患をまとめて「膠原病」とよんでいた．現在は膠原病およびその類縁疾患をまとめて全身性自己免疫疾患や全身性リウマチ性疾患，結合組織病などとよんでいる．この代表にSLE（全身性エリテマトーデス）や関節リウマチなどがある．

看護師国家試験既出問題

貪食能を有するのはどれか．
1. 巨核球
2. 好中球
3. 形質細胞
4. T細胞

解説 貪食能が強いのは好中球とマクロファージである．p.27，p.43 を参照．巨核球は血小板の生みの親（p.19），形質細胞はBリンパ球がさらに分化したもの（p.43）．リンパ球には貪食能はない．
答え [2]

第 **4** 章

循環

循環器系の構造

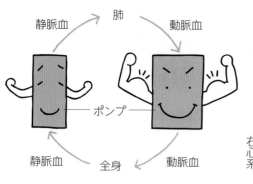

全身に血液を回すポンプには強力なものが必要．肺へは弱いポンプでよい．

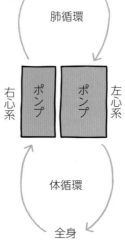

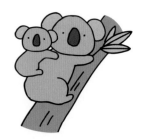

心臓はこの2個のポンプが合体したもの．この2個のポンプは，力には差があるが，血液の流量は同じである．

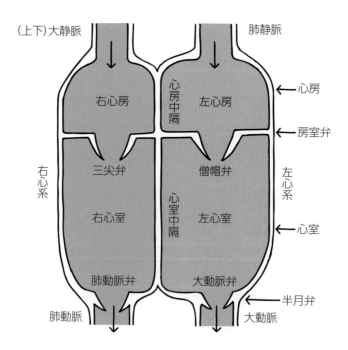

心臓の構造

心臓や血管のように血液を組織に供給するはたらきをしている器官をまとめて 循環器系という.

循環器といえば心臓と血管を指していることが多いが, リンパ管も循環器系の一員である. また, 単に循環系といえば血液やリンパも含むことが多い.

▶ **血管の回路には体循環と肺循環とがある.**
血管の回路には2つの回路がある.

▶ **全身に血液を供給するための回路を体循環という.**
体循環は大循環ともいう. 体循環の原動力は心臓の左心房と左心室つまり左心系である.

▶ **肺に血液を供給するための回路を肺循環という.**
肺循環は小循環ともいう. 肺循環の原動力は心臓の右心房と右心室つまり右心系である.

心臓は2つのポンプが合体したものである.

血管には2つの回路があり, それぞれにポンプがついている.
体の細胞は常に血液の供給が必要である. そのための必要十分な血液を体のすみずみまで送っているポンプが心臓である.

▶ **体循環のポンプのほうが肺循環のポンプより強力である.**
体循環のほうが広い領域をカバーしているせいか, 左心室のほうが右心室より圧が高い. 構造的には心臓はコアラの親子のように左心系(親コアラ)に右心系(子コアラ)がおまけでくっついているような格好をしている. それは左心室のほうがはるかに強い圧力を生みださないといけないからである.

▶ **左心系と右心系は圧は違うが, 拍出量は両者とも同じである.**
ヒトの体は現在どのくらいの血液が必要なのかを常にモニターしており, その必要十分な量を心臓は送り出している. この送り出す血液の量を拍出量という.

▶ **1回拍出量は約70 mLである.**

▶ **安静時の拍出量は左心系と右心系ともに毎分約5 Lである.**
1回拍出量70 mLで心拍数70回/分なので, 1分間の拍出量は約5 L(0.07 L×70＝4.9 L)である. この値は覚えておいたほうがよい. ちなみに血液の総量も約5 Lである. つまり, 平均すると血液は1分で体をひとまわりすることになる.

心臓には4つの部屋と4つの弁がある.

▶ **左心系は左心房と左心室からなり, 各出口に弁がついている.**
左心系は肺静脈→左心房→僧帽弁→左心室→大動脈弁→大動脈と流れる. また, 右心系は大静脈→右心房→三尖弁→右心室→肺動脈弁→肺動脈と流れる. 右心系も基本構造は左心系と同じである.

▶ **左心房と右心房, 僧帽弁と三尖弁, 左心室と右心室, 大動脈弁と肺動脈弁はそれぞれお互いによく似た構造をしている.**
僧帽弁と三尖弁とを房室弁, 大動脈弁と肺動脈弁とを半月弁という. 房室弁は強い圧力に耐える必要があるため, 腱索というパラシュートのひものようなものがついており反対側にめくれないような構造になっている.

▶ **左心系と右心系は中隔で隔てられている.**
左右心房の隔壁を心房中隔, 左右心室の隔壁を心室中隔という.

脈拍

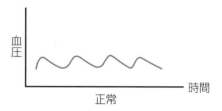

正常

高
低

大脈

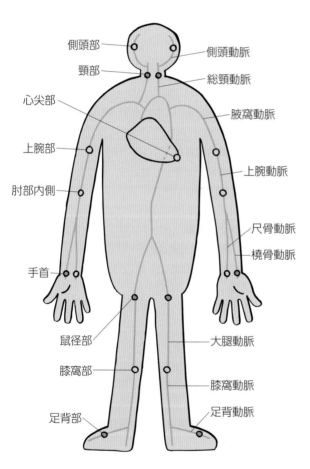

側頭部 ─── 側頭動脈
頸部 ─── 総頸動脈
心尖部 ─── 腋窩動脈
上腕部 ─── 上腕動脈
肘部内側 ─── 尺骨動脈
─── 橈骨動脈
手首 ───
鼠径部 ─── 大腿動脈
膝窩部 ─── 膝窩動脈
足背部 ─── 足背動脈

小脈

速脈

遅脈

脈拍を観察しやすい部位

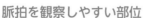

● がとくにわかりやすい部位. 手首は尺骨動脈より橈骨動脈(母指側, おトウさん指側)のほうがわかりやすい.

脈の種類

心臓の収縮は脈拍として観察できる.

脈拍は左心室の収縮により押し出された血液が動脈壁を押し広げたものである.

▶ **脈拍の観察により簡単にさまざまなことがわかる.**

脈拍には心臓, 血管, 血液はもちろんのこと, ホルモン, 神経, 精神状態などまで反映してくる. 逆にいうと, 脈拍の観察によりこれらのことが簡単にわかる. しかも器具を必要としない.

脈拍は皮下の浅い所を走っている動脈で触知する.

脈拍は動脈ならどこでも観察可能である. 体外から触診する場合は皮下の動脈がよくわかる部位で行う.

▶ **脈拍は手首, 頸部, 鼠径部, 足背部などでよく観察できる.**

これらの動脈はそれぞれ, 橈骨動脈, 総頸動脈, 大腿動脈, 足背動脈である. その他, 側頭部, 上腕, 膝窩部, 足首, 手首 (尺骨動脈) などでも触れることができる.

▶ **脈拍の触知には母指は使わない.**

一般には第 2, 3, 4 指の 3 本の指を使うことが多い. 母指 1 本より 3 本のほうが詳しく正確な情報が得られるからである. また時には人さし指 1 本で診たり, 手掌で診たり, 両手で 2 か所を同時に診たりもする. なお, 第 2, 3, 4 指はそれぞれ, 示指, 中指, 環指ともいう.

脈拍には左右差や上下差はない.

脈拍はある程度太い動脈ならば全身ほとんど同じで左右差もない.

▶ **左右差や手足間で差があると, 血管系の異常が疑われる.**

体のいろいろな部位で脈拍を観察することは重要なことである.

脈拍は数とリズムだけでなく「高」「低」の変化も観察する.

心臓からの血液の駆出に連動して動脈壁の圧力が高くなったり低くなったりしている. この「高」「低」を脈拍として触知しているわけであるが, この「高」から「低」への変化の様子も触診可能である.

▶ **脈拍には大小もある.**

大脈とは「高」がより高いものをいい, 「高」が低いものを小脈という. 生理学的には大脈は心拍出量が多いものをさし, 小脈は心拍出量が少ないものを指していることになる. 触診上は, 大脈は強く触れ, 小脈は弱く触れる.

▶ **脈拍には遅速もある.**

速脈とは「高→低」の時間的な変化が急なものをいい, 遅脈とはゆっくり「高」から「低」になるものをいう.

---

1 回拍出量と心拍出量

心室が 1 回収縮すると約 70 mL の血液が送り出される. この 1 回拍出量は心室の最大拡張時の容積から最大収縮時の容積を引いたものである. 健常者では心室が拡張時に吸い込んだ血液の約 7 割程度が収縮時に吐き出され, この割合を駆出率という. 心拍数は毎分約 70 回なので, 1 分間の心拍出量は 70 mL×70 回＝約 5 L である. これは 1 時間には 5 L×60 分＝300 L となり, だいたい浴槽 1 杯分である. 1 時間で浴槽 1 杯分の水汲みの仕事を一生休みなく続けることを想像すると, いかに心臓の仕事がたいへんか想像できるであろう.

心音

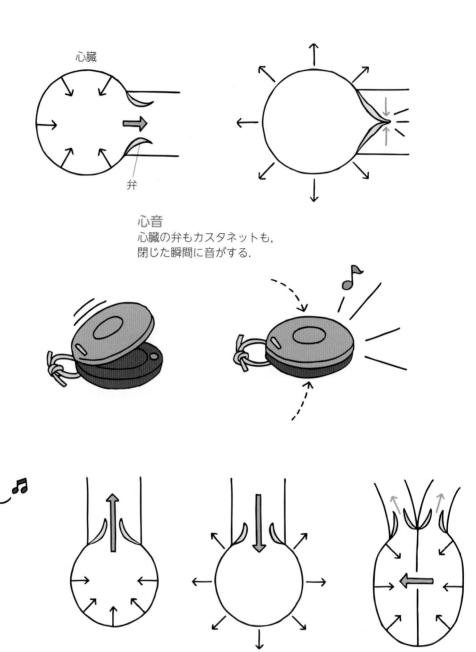

心臓

弁

心音
心臓の弁もカスタネットも，
閉じた瞬間に音がする．

狭窄　　　　　逆流　　　　　血流の漏れ

心雑音
笛は空気の乱流により音を出している．弁が狭くなったり（狭窄），弁の逆流が生じたり，血流が穴から漏れたりすると，血液の乱流により音が生じる．弁が異常の病気を弁膜症という．

弁が閉じるとき音がする.

カスタネットと同じように，弁が閉じるときは，心臓の弁の辺縁と弁の辺縁とがぶつかり合って音が生じる．なお，弁の辺縁のことを弁尖という．

▶ **心音にはⅠ音とⅡ音とがある.**

心臓1回の拍動につき2つの音が聴こえる．場合によってはさらにⅢ音，Ⅳ音が聴こえることもある.

▶ **心室の収縮開始時に房室弁**(→p.50)**が閉じる.**

この音がⅠ音である．つまりⅠ音は僧帽弁の閉じる音と三尖弁の閉じる音との合計である.

▶ **心室の拡張開始時に半月弁**(→p.50)**が閉じる.**

この音がⅡ音である．つまりⅡ音は大動脈弁の閉じる音と肺動脈弁の閉じる音との合計である.

▶ **病的状態では心雑音が聴こえることがある.**

血流の障害があったり逆流があったりすると正常では聴こえないはずの音が聴こえる．これを心雑音という．心臓弁膜症や心室中隔欠損症(→p.74)が心雑音を生じる疾患の代表である.

心拍数と脈拍数とは必ずしも一致しない.

心臓の拍動数が心拍数，動脈で触知した拍動数が脈拍数である．もし心臓が十分に拡張する前に収縮してしまうと少量の血液しか駆出できず，心臓の拍動はあっても脈拍としては現れてこない.

▶ **脈拍が抜け落ちた状態を臨床では結滞とよんでいる.**

結滞には心臓の収縮が短時間に続いた場合と本当に心臓が収縮しなかった場合とがある．結滞は結代とも書く．なお，結滞という言葉は正式な生理学用語ではない.

▶ **心音の聴診で心拍数を，動脈の触診で脈拍数を観察できる.**

臨床では心拍数はハートレート(HR)，脈拍数はパルスレート(PR)と区別して表現することが多い.

安静時の正常の心拍数はおよそ60〜80/分である.

心拍数が多すぎても少なすぎても不整脈である．子どもの心拍数は多く，幼児で約100/分，乳児では約120/分程度である．一般に体の小さな動物ほど心拍数は多い.

▶ **心拍数が100/分以上を頻脈という.**

一般的には血液の駆出量は心拍数に比例する．心臓を過剰にはたらかせ続けると心臓は疲れてしまう．また，あまりに心拍数が多くなると血液の心室への流入が追いつかず空回りし，かえって拍出量は減る.

▶ **心拍数が60/分以下を徐脈という.**

心拍数が少ないと十分量の血液を体に供給できなくなる．徐脈にはペースメーカーの能力が低下したものや刺激伝導の異常などがある(→p.56)．伝導異常とは電線が切れた状態であるが，切れる部位もいろいろであり，完全に切れたものから一部切れたものまで程度もさまざまである.

▶ **頻脈と速脈とは違う.**

患者さんが「脈が速い」と訴えるときは，速脈(→p.53)ではなく頻脈のことが多い．同様に徐脈と遅脈とを混同しないこと.

刺激伝導系

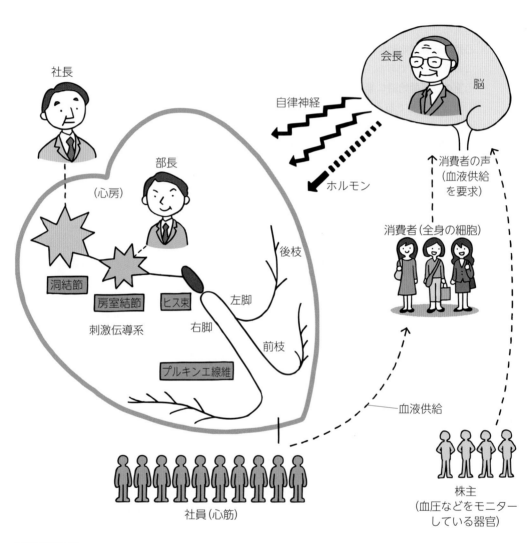

社長

会長　脳

（心房）

自律神経

部長

ホルモン

消費者の声
（血液供給
を要求）

後枝

消費者（全身の細胞）

洞結節

房室結節　ヒス束　左脚

刺激伝導系　右脚

前枝

プルキンエ線維

血液供給

社員（心筋）

株主
（血圧などをモニター
している器官）

刺激伝導系

洞結節から心室の心筋細胞へリズムの命令を伝える電線を刺激伝導系という．これは洞結節から始まり，心房を通って房室結節に至り，ヒス束に続く．そしてヒス束はまず2本に分かれる．これを左脚と右脚という．左脚は左心室に，右脚は右心室に行く．左脚はさらに2本に分かれる（前枝と後枝）．この3本の太い枝は次第に多数の細い枝に分かれていく．これらの細い枝々がプルキンエ線維である．

心臓のリズムは社長が命令を下し，部長を経て社員に伝えられる．

- ▶ **社長も1人であり，部長も1人である．**
  普段は社長がリズムの音頭をとっている．社長は洞結節(洞房結節ともいう)とよばれているものであり，この状態を洞調律(サイナスリズム)という．このリズムは70/分くらいである．リズムの数はとりもなおさず心拍数を意味している．
- ▶ **もし社長が病気で倒れたら，代わりに部長が命令を下す．**
  部長は房室結節とよばれている．このリズムは社長よりもややはたらきが悪く，60/分くらいである．
- ▶ **もし，部長も病気で倒れたら，代わりに社員がリズムをコントロールする．**
  この場合はせいぜい30/分くらいである．
- ▶ **リズムのコントロールを行っているものをペースメーカーという．**
  正常ではペースメーカーは洞結節である．

部長と社員の間は特殊な電線で結ばれて，すばやく命令が伝わる．

- ▶ **この電線を刺激伝導系という．**
  刺激伝導系は刺激を速く伝えるという特殊な目的のために心筋細胞が特別に変化したものである．つまり心臓内部での命令の発生や伝達は，神経ではなくこのような特殊な心筋が行っている．普通の心筋も命令を伝えることはできるが，その伝達速度は遅い．刺激伝導系は興奮伝導系や特殊伝導系ともいう．

この特殊な電線は，根元は太い1本の幹で，次第に枝分かれして細くなり多数の社員に連絡している．

- ▶ **この電線のうち，幹の部分をヒス束といい，細い枝々をプルキンエ線維という．**

社長は脳という会長の影響を大きく受けている．

会長がいなくても社長だけで十分立派に仕事をやっていけるが，会長の意見は社長に対して大きな影響力がある．たとえば緊張したときに脈拍が増えるのは，緊張感を脳が心臓に伝えているからである．

社長と会長は株主や消費者の意見を聞きながら仕事をしている．

たとえば運動したら脈拍が増えるのは，**筋肉**という消費者が「もっと血液をくれ」と要求したからである．また，体内には血圧などをモニターしている特殊な器官(これは株主に相当する)もあり，**血圧**などがそれで適正かどうか常に監視している(→p.205)．

心臓外からの命令は神経とホルモンとを用いて伝えられる．

- ▶ **この神経は自律神経であり，ホルモンは主としてアドレナリンである．**
- ▶ **交感神経は心臓のはたらきを促進させる方向にはたらく．**
  交感神経(→p.180)が興奮したりアドレナリン(→p.121)が分泌されたりすると，心拍数は増加し，心収縮力は増し，血圧は上昇する．
- ▶ **副交感神経は心臓のはたらきを抑制させる方向にはたらく．**
  心臓に来ている副交感神経は迷走神経である．副交感神経が興奮すると心拍数は減少し，心収縮力は弱まり，血圧は下降する．

心電図−1 （心電図の波形と新幹線の動き）

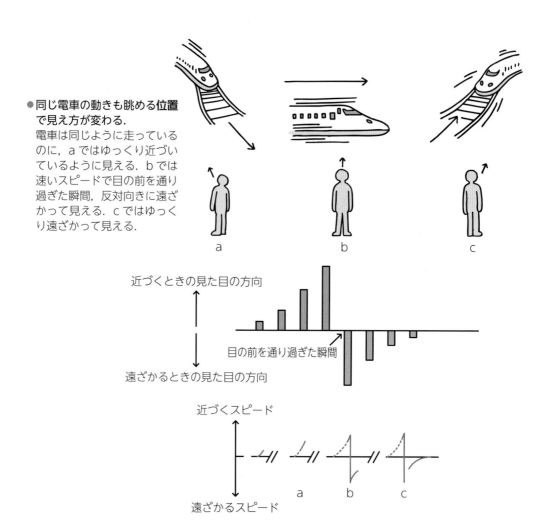

● 同じ電車の動きも眺める位置で見え方が変わる.
電車は同じように走っているのに, a ではゆっくり近づいているように見える. b では速いスピードで目の前を通り過ぎた瞬間, 反対向きに遠ざかって見える. c ではゆっくり遠ざかって見える.

近づくときの見た目の方向

目の前を通り過ぎた瞬間

遠ざかるときの見た目の方向

近づくスピード

遠ざかるスピード

　　線路脇に立ち, 通り過ぎる電車を眺めたとしよう. この人にとって電車の動きがどう見えたかというと, 電車が遠くにいるときはゆっくり近づくように見え, やがてスピードを増しながら接近し, そして目の前をすごいスピードで通り過ぎたかと思うと突然反対方向に遠ざかって行くように見える. これらのことから次の 3 つのことがわかる.

(1) 電車は近づけば近づくほど**速く**走っているように見える.

(2) 近づいてきた電車は, 速いスピードで目の前を通り過ぎた瞬間逆に遠ざかる. つまり見た目の方向は, 通り過ぎた瞬間突然**逆**になる.

(3) 線路のすぐ脇に立つほうが離れた場所に立つよりも電車は**速く**走っているように見える.

　　これらのことから理解すべき点は, 「同じ電車の動きでもそれを眺める位置により見え方が変わる」という点である.

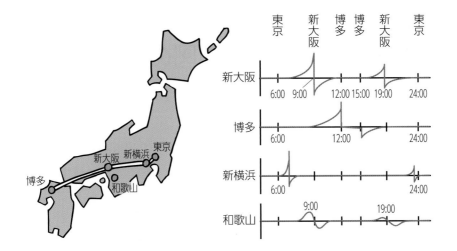

　ためしに，6：00 に東京駅発の博多行きののぞみ号の動きが，新大阪駅で見えると仮定してみよう．ただし新大阪駅にも途中の駅にも停車しないものとする．横軸に時間，縦軸にこの人に見えたのぞみ号の動きをとる．上方向が近づいて来る見た目の速度，下方向が遠ざかって行く見た目の速度である．

1. 6：00 まではのぞみ号は東京駅に停車しているので，見た目の動きは 0 である．
2. 6：00 に発車，新大阪駅に近づくにつれ少しずつ**速く**なっているように見える．つまり見た目の速度が増す．
3. 9：00 に新大阪駅をすごいスピードで通り過ぎた瞬間，**反対**向きに動いて見える．
4. だんだん見た目の遠ざかる速度が**落ち**，12：00 に博多駅到着．
5. 博多駅に着いたのぞみ号はやがて 15：00 になると回送電車(上り電車)となり，ゆっくりと東京駅に向かう．19：00 に新大阪駅を通り過ぎ，24：00 に東京駅に着く．
　これでのぞみ号の 1 回の仕事が終了する．

　では，このことのぞみ号の動きを博多駅から見てみよう．6：00 から 12：00 まではのぞみ号(下り)は近づいてくる一方であるし，15：00 から 24：00 まで(上り)は遠ざかる一方である．

　また，東京駅から見ると，下り電車は遠ざかる一方であり，上り電車は近づいてくる一方である．新横浜駅から見ると下り電車は一瞬近づくが，すぐに遠ざかることになる．

　次に，このことのぞみ号の動きを新幹線の線路から少し離れたところから眺めてみよう．たとえば和歌山から下り電車を見たとすると，大阪と同じように 9：00 までは近づいて見え 9：00 からは遠ざかって見える．ただし大阪と違う点は，スピードが非常に遅く見えるという点である．当然線路より離れれば離れるほどスピードは遅く見える．

▶ **心電図はその記録する位置によって波形が違う．**

　以上は心臓を東海道山陽新幹線の線路とみなし，のぞみ号の位置を静止状態と興奮状態との境目とみなしたわけである．のぞみ号より東側の線路の部分が興奮を表し，西側の部分が静止状態である．つまり 6：00 に東京駅から興奮が始まり，12：00 にすべてが興奮した状態となる．12：00 から 15：00 まで，つまり博多駅にのぞみ号が停車している間は心臓は興奮していることになる．そしてこの静止と興奮との境目であるのぞみ号の動きを傍らから眺めたのが心電図である．すなわち，心電図はその記録する位置によって波形が違ってくるのである．

心電図-2 （心電図の波形とオセロ）

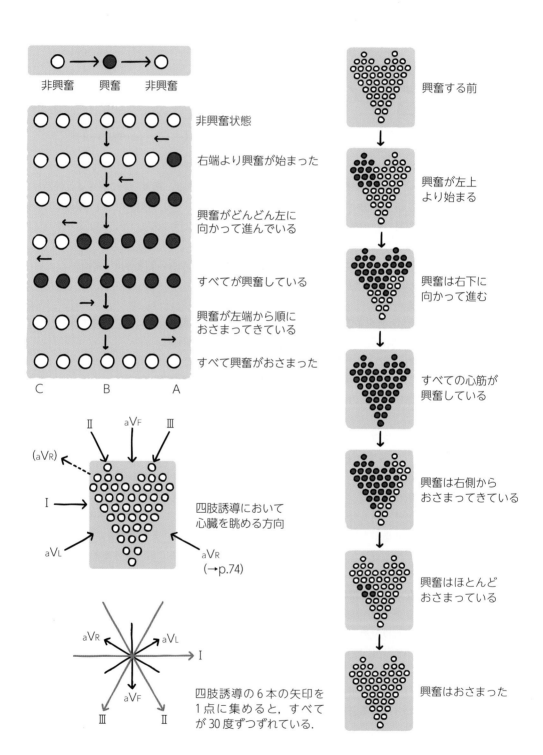

非興奮 　 興奮 　 非興奮

非興奮状態

右端より興奮が始まった

興奮がどんどん左に
向かって進んでいる

すべてが興奮している

興奮が左端から順に
おさまってきている

すべて興奮がおさまった

C 　 B 　 A

四肢誘導において
心臓を眺める方向

aVR
（→p.74）

四肢誘導の6本の矢印を
1点に集めると，すべて
が30度ずつずれている.

興奮する前

興奮が左上
より始まる

興奮は右下に
向かって進む

すべての心筋が
興奮している

興奮は右側から
おさまってきている

興奮はほとんど
おさまっている

興奮はおさまった

▶ **心筋細胞をオセロの駒にたとえてみよう.**

　正常の心臓の細胞(心筋細胞)は普通の状態(非興奮状態)か, もしくは興奮した状態のどちらかの状態にある. そこで1個の心筋細胞を1個のオセロの駒にたとえてみることにする. ○を非興奮状態, ●を興奮状態としよう. 心臓は心筋細胞の集まりなので, まずはじめにオセロの駒を一列に並べたもので考えよう.

　まず右端から興奮が始まったとする. 右から順番に黒に変わっていく. ○●の境目は右から左へと移動して見える. この動きは前ページののぞみ号の動きと同じである. この○●の境目をA点, B点, C点から見たものが, ちょうどのぞみ号の動きを東京, 大阪, 博多から見たものに一致する. さらに, すべてが興奮した状態となり, やがて興奮がおさまるが, このおさまる方向は普通左から右に向かってである. そしてすべての興奮がおさまる.

　次にオセロの駒をハート形に並べてみよう. p.56で勉強したように, 心臓の興奮はまず**洞結節**で始まり, **心房→房室結節→ヒス束→心筋**と伝わっていく. オセロの駒で表すとおおよそ左図のように広がっていく. この○と●との境界線の動きを外から眺めたのが心電図である.

　どこから眺めるのかというと, 大きな矢印の方向から眺めたものがⅠ, Ⅱ, Ⅲ誘導といい, 小さな矢印の方向から眺めたものを aV$_R$, aV$_L$, aV$_F$ という. これらはすべて30度ずつずれている所がみそである.

▶ **心臓を地球儀の中に入れて眺めてみよう.**

　では, 心臓を地球儀の中に入れて眺めてみよう. このとき, 心臓を地球のどの地点から眺めるのかというと, 観測点を図のように東経0度と180度の子午線上に置いたものがⅠ, Ⅱ, Ⅲ, aV$_R$, aV$_L$, aV$_F$ の6つの導出であり, これらを**四肢誘導**という. また, 観測点を赤道上に6か所設置したものを**胸部誘導**とよび, V$_1$, V$_2$, V$_3$, V$_4$, V$_5$, V$_6$ 誘導という. V$_1$～V$_6$ 誘導は赤道上にまんべんなく配置してあるのではなく, 左前方にかたまっている. その理由は心臓は体の左前方にあるからである. このように縦方向に6か所, 水平方向に6か所, 合計12か所の観測点から同時に心臓を眺め, 興奮と非興奮の境界面の動きを立体的に感じとろうという目的のために, 臨床の心電図検査では12種類もの導出をとるのである.

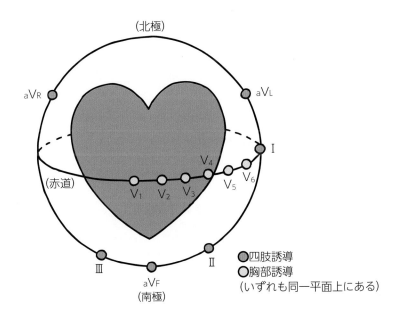

心電図-3

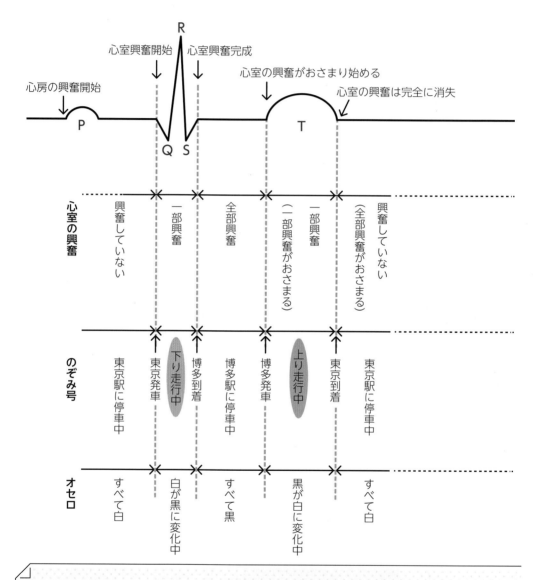

心房の興奮開始 P
心室興奮開始 / 心室興奮完成
R
Q S
心室の興奮がおさまり始める
T
心室の興奮は完全に消失

心室の興奮
興奮していない｜一部興奮｜全部興奮｜一部興奮（一部興奮がおさまる）｜一部興奮（全部興奮がおさまる）｜興奮していない（全部興奮がおさまる）

のぞみ号
東京駅に停車中｜東京発車｜下り走行中｜博多到着｜博多駅に停車中｜博多発車｜上り走行中｜東京到着｜東京駅に停車中

オセロ
すべて白｜白が黒に変化中｜すべて黒｜黒が白に変化中｜すべて白

R波の数を数えると1分間の心拍数がわかる.

正常ではR波から次のR波までの間隔は常に一定である. 別にR波でなければならない理由はないが, R波が最も数えやすいからである.

ST部分の変化は心筋梗塞や狭心症などのときに見られる.

心筋梗塞や狭心症のような場合には, 心筋細胞は死んだり死にかけたりしているわけである. オセロでいうと白黒の石に混じって赤色の石が存在するようなものであり, 心電図的にはST部分の変化として現れてくる. つまり, ST部分が上がったり下がったりする. また, このような疾患ではさらにQ波の出現やT波の逆転なども見られる.

◀ 心臓が興奮していく様子を体の外から眺めたのが心電図である.

新幹線やオセロを例にとって説明したとおりである.

▶ **心電図は ECG と略す.**

心電図は英語式に ECG(electrocardiogram)といったり, ドイツ語式に EKG(エーカーゲーと発音する)と表したりする.

◀ 心電図の基本波形は左図のとおりであり, 各ピークに名前がついている.

▶ **最初の小さな波を P 波という. 次の大きな波は順番に, 最初の下向きを Q 波, 上向きを R 波, 次の下向きを S 波という.**

Q, R, S 波が小さいときは q, r, s 波と表現することがある. Q 波は正常ではほとんど見られない. その場合は q 波か, いきなり上向きの R 波から始まる.

▶ **最後の丸い波を T 波という.**

T 波の後にさらに波が出ることがある. これを U 波という.

◀ 心室の興奮の始まりを表しているのが QRS 波であり, 心室興奮の終了を表しているのが T 波である.

QRS 波は下りののぞみ号に相当し, T 波は上りの回送電車に相当する. QRS 波はさまざまな形に変化するが, これは実際の心臓では, 新幹線の線路にあたるものが単純な 1 本の直線ではなく, 3 次元の複雑な形をしているからである.

▶ **S 波の終わりから T 波の始まりまでの間を ST 部分という.**

ST 部分の長さを ST 時間といい, ST 時間はすべての心室の筋細胞が興奮している時間を表している. のぞみ号でいうと博多駅に停車している状態, オセロでいうとすべて黒になっている状態である.

▶ **T 波は通常上向きである.**

オセロの駒が黒から白に戻るとき, 左から戻る場合と右から戻る場合や, さらには両方から戻ったり真ん中から戻ったりする. それによって T 波が上を向いたり下を向いたり, あるいは 2 相性(山が 2 つある形のこと)になったりする.

◀ P 波は心房の興奮を表している.

▶ **P 波は小さい.**

心房は心室に比べ筋肉の量は非常に少ないので, P 波は小さく出る. おもちゃの電車がゆっくり走っている状態を想像すればよい. また, 心房には右房と左房があるので P 波は右房と左房の波の合計である. したがって, 右房と左房の興奮の時間的差が大きいと 2 相性になる.

▶ **心室の興奮が QRS 波なら, 心房の興奮が P 波である.**

なお, 心房にも T 波にあたる波が発生しているはずであるが, 非常に小さくしかも時間的に QRS 波と重なっているためかき消されて見えない.

▶ **P 波の最初から QRS 波の始まりまでの時間を PQ 時間という.**

心房がまず収縮し, その後心室が収縮する. つまり P 波がまず生じ, その後 QRS 波が生じる.

▶ **PQ 時間は心房の興奮が心室に伝わる時間である.**

社長の命令がすばやく社員に伝わっていないと PQ 時間が延びる. つまり, 刺激伝導系に異常があると PQ 時間が延びる.

不整脈

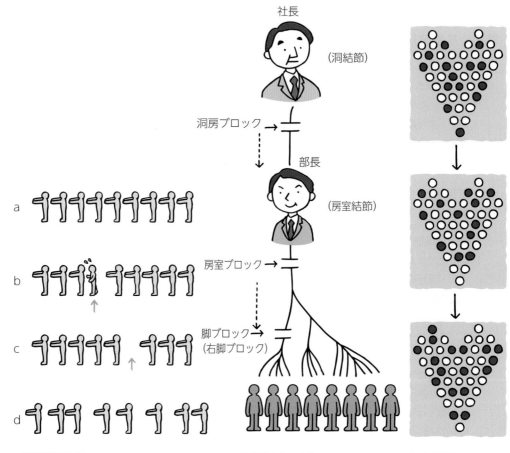

社長

（洞結節）

洞房ブロック →

部長

（房室結節）

房室ブロック →

脚ブロック →
（右脚ブロック）

不整脈の例
aは整脈，bは矢印で早く収縮が出て
いる（期外収縮），cは矢印で収縮が抜
けている，dは収縮が全く不規則（心
房細動）．

伝導障害の例
命令を伝える電線が切れた
状態が「ブロック」である．

心室細動
1個1個の心室の細
胞がバラバラに興奮
を繰り返しており，
心臓全体としては大
きな収縮は全く得ら
れていない．

心室細動と除細動

もし心室で心房細動と同じようなことがおこると，もはや心臓の機能は果たせず頓死してしまう．
これを心室細動といい，ただちに胸骨圧迫や除細動を行わなければならない．このときの心電図は
QRST波が消失し，代わりに大きなふるえが見えるだけである．実際の心室も規則的な収縮をせず
小刻みにふるえているだけであり，機能的には心停止と同じことが生じている．臨床上で不整脈が
重要な理由の1つは，不整脈をおこす心臓はこの心室細動もおこしやすいからである．

数もリズムもともに正常な脈以外はすべて不整脈である.

たとえ数もリズムも正常でも,ペースメーカーが社長（洞結節）でない場合はやはり不整脈である.

リズムの異常には大きく2種類がある.

リズムの異常には,規則正しいリズムの中に不規則なものが混ざりこんでいるものと,すべての心拍のリズムがバラバラなものとがある.前者の代表が期外収縮であり,後者の代表が心房細動である.

▶ **期外収縮はよく見られる不整脈である.**

社員などが出しゃばって,社長を差し置いてリズムをとることがある.心室筋が出しゃばったものを心室性期外収縮,心房筋が出しゃばったものを上室性期外収縮という.

▶ **心房細動の心電図はP波が消失し,代わりに小さなふるえが見える.**

オセロの駒はマスゲームのようにすべての駒が規則正しく白になったり黒になったりしている.ところが,この統一性が保たれないような病態が存在する.たとえば心房の筋肉がばらばらに白になったり黒になったりすると,心房全体としては,ただ細かくふるえているだけで血液を送る役は果たせなくなる.このような状態を心房細動といい,心電図上のP波は消失し代わりに小さなギザギザが見える.同様に心室の筋肉がバラバラに収縮したものを心室細動という.

▶ **心房細動では脈は全く不規則になる.**

心房の不規則な興奮が,房室結節に伝わったり伝わらなかったりするので,心室の収縮は全く不規則になる.なお,心房の機能が消失すると,血液をうまく心室に送り込めなくなるので,心臓全体の機能としては2割程度減少し,その分余計に心室に負担がかかる.

▶ **心室細動では数秒以内に緊急な治療が必要である.**

突然死やポックリ死などといわれているものの原因は,この心室細動であろう.細動を止めるには,全体の白と黒とのリズムの歩調を合わせればよい.つまり,白黒ばらばらのオセロの駒を強制的にいったん全部黒にしてしまうのである.別な例でいうと,行進の足並みがばらばらのとき,一瞬行進を止め,「せえの」で全員そろって左足を出せば足並みがそろうことになる.このために実際の臨床でよく用いられている方法は,外から一瞬強い電気を流すことである.これを電気的除細動といい,AED（自動体外式除細動器）が街のあちこちに設置されている.

血中カリウム濃度の異常は不整脈をきたす.

心筋細胞は刺激伝導系の細胞を含めてカリウム濃度にきわめて敏感である.心筋細胞の興奮の程度とカリウム濃度とは密接な関係がある.

▶ **高カリウム血症は心室細動をきたす.**

血中カリウムが高値になりすぎると,心室筋が興奮しすぎて心室細動をきたすことがある.つまり高カリウム血症は急死の可能性をともなうきわめて危険な状態であり,すみやかにカリウム値を下げなければならない.

▶ **心電図では電解質の異常もわかる.**

カリウムやカルシウムの濃度異常のときには,心電図にも変化が生じる.すなわち心電図により,心臓の様子のみならず血液中の電解質の状態も把握できるのである.ちなみに,高カリウム血症の場合はT波が高くなる.

血圧の変動

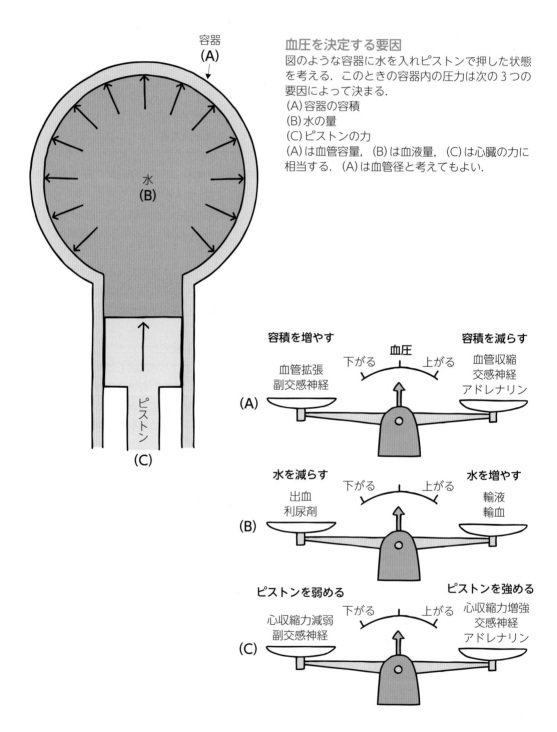

容器
(A)

水
(B)

ピストン

(C)

血圧を決定する要因

図のような容器に水を入れピストンで押した状態を考える．このときの容器内の圧力は次の3つの要因によって決まる．
(A)容器の容積
(B)水の量
(C)ピストンの力
(A)は血管容量，(B)は血液量，(C)は心臓の力に相当する．(A)は血管径と考えてもよい．

容積を増やす	血圧	容積を減らす
血管拡張 副交感神経	下がる　上がる	血管収縮 交感神経 アドレナリン

(A)

水を減らす		水を増やす
出血 利尿剤	下がる　上がる	輸液 輸血

(B)

ピストンを弱める		ピストンを強める
心収縮力減弱 副交感神経	下がる　上がる	心収縮力増強 交感神経 アドレナリン

(C)

血圧は理屈どおりに変動する.

理屈さえわかれば血圧生理学の理解はきわめて容易である.

▶ **血圧とは血管壁を押している圧力の強さのことである.**

圧力の単位には水銀柱の高さ(mmHg)をふつう用いる. ただし, 静脈のように非常に圧力が低いときは水柱の高さ(cmH_2O)を用いる. 1 mmHg＝1.36 cmH_2O である.

▶ **血管の場所によって血圧は異なる.**

最も高いのは左心室の出口である. そしてそこから離れるにしたがって少しずつ下がっていく. 一般に血圧というと, 太い動脈における圧力を指していることが多い.

▶ **体のすみずみまで十分量の血液を供給するには, ある程度の血圧が必要である.**

大動脈で最低限約 60 mmHg は必要である(→p.163).

血圧は, 血管容量, 血液量, 心臓の力の3つで決まる.

そもそも水圧というものは左図に示したように, (A)容器の容積, (B)容器の中の水の量, (C)それを押すピストンの力の3つで決まる. (A)にあたるのが血管容量, (B)にあたるのが血液の量, (C)にあたるのが心臓の力, すなわち左心室の収縮力である.

▶ **血管が拡張すると血圧は下がる.**

血管が拡張すると容器の容積が増えるので血圧は下がる. 逆に, 血管が収縮すると容器の容積が減るので血圧は上がる.

▶ **血液量が減ると血圧は下がる.**

出血などで血液量が減ると, 容器の中の水の量が減るので血圧は下がる. 逆に, 輸血や輸液などで循環血液量を増やしてやると血圧は上がる.

▶ **心臓の力が弱まると血圧は下がる.**

ピストンを押す力が弱くなると血圧は下がる. 当然ピストンを強く押すと血圧は上がる.

▶ **血圧は心拍出量と血管抵抗によって決まる.**

血圧を決定する3つの要因は, 次のようにも表現できる. 電気のオームの法則と同じで, 血圧(電圧)＝心拍出量(電流)×血管抵抗(電気抵抗)である.

血圧測定は心身ともに安静な状態で行う.

血圧は時々刻々と変動している. 一般に血圧といった場合は安静時の血圧のことを指す.

▶ **精神的な緊張で血圧は上昇する.**

精神的に緊張すると, 副腎髄質からアドレナリンが分泌され, さらに交感神経も緊張する. このような状態では血圧も脈拍数も上昇する. 運動時にもほぼ同様なことがおこる.

収縮期血圧と拡張期血圧

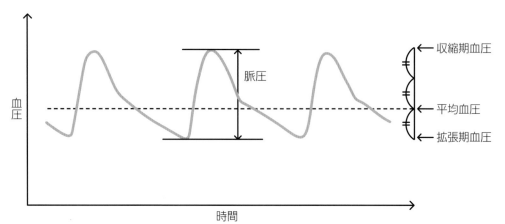

平均血圧
拡張期血圧に脈圧の 1/3 を加えると平均血圧になる.

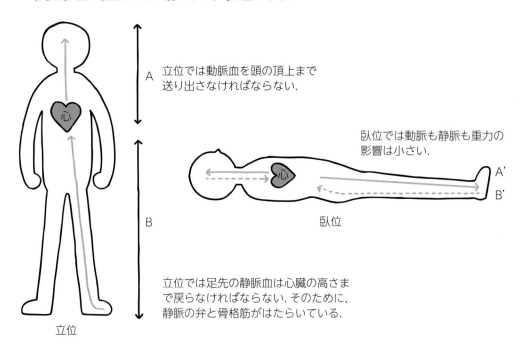

立位では動脈血を頭の頂上まで送り出さなければならない.

臥位では動脈も静脈も重力の影響は小さい.

立位では足先の静脈血は心臓の高さまで戻らなければならない. そのために, 静脈の弁と骨格筋がはたらいている.

立位

臥位

貧血と低血圧

立ちくらみや朝礼などで気が遠くなって倒れることを「貧血をおこした」と俗にいうが, 実際には貧血ではなく一過性の低血圧であることがほとんどである. 急に副交感神経(迷走神経)優位の状態になり, 血圧が下がったため脳に十分な血液が行かなくなったせいである.

動脈圧には収縮期血圧と拡張期血圧とがある.

動脈圧には波があり，心室の収縮時には高く拡張時には低くなる．最も高いところを収縮期血圧，最も低いところを拡張期血圧という．なお，静脈圧には波はないと考えてよい．

▶ **収縮期血圧と拡張期血圧との差を脈圧という.**

たとえば，収縮期血圧が 140 mmHg，拡張期血圧が 80 mmHg のときの脈圧は 140－80＝60 mmHg である．

▶ **平均血圧は拡張期血圧に脈圧の 1/3 を加えたものである.**

上記の場合は 80＋60/3＝100 mmHg が平均血圧である．なお，正確な平均血圧は血圧の波を一定にならしたものから（つまり積分により）計算する．この値は上記の計算式から算出したものにほぼ一致する．

肺動脈圧は大動脈圧より低い.

肺動脈圧は収縮期でも 30 mmHg 以下であり，平均血圧は約 15 mmHg である．しかし，血流量は体循環と肺循環は同じである．このことは肺の血管抵抗は小さいということを意味している（→p.92）．

静脈圧は動脈圧よりもずっと低い.

▶ **静脈には逆流を防ぐ弁がついている.**

静脈圧は低いので，逆流しやすい．そのために逆流防止用に弁がついている．リンパ管にはさらに多数の弁がついている．

▶ **動静脈圧は体位によって変わる.**

立位では身長の分だけ重力に逆らわなければならないが，臥位なら体の厚さの分だけ重力に逆らえばよい．このための微妙な調節は自律神経が行っている（→p.181）．

▶ **運動をすると静脈の流れがよくなる.**

運動すると骨格筋が静脈を締めつけ，静脈内の血液を押し出すことになる．このように筋肉を使うと血液循環もよくなる．

中心静脈圧はおよそ 5～10 cmH₂O である.

右心房に流入する直前の下大静脈または上大静脈にカテーテルを置いて圧を測定する．この圧を中心静脈圧(CVP)という．なお，解剖学的には中心静脈という名称のついた静脈はないが，この付近の静脈を習慣的に臨床では中心静脈とよんでいる．

▶ **心不全ではその上流にうっ滞がおこる.**

心臓のはたらきが低下した病態を心不全という．このときはポンプとしての機能が不十分なので，送り出せなかった分の血液がその上流にうっ滞する．ちょうど道路に狭い所があるとその上流に渋滞がおこるのと同じことである．つまり，左心不全では肺静脈圧が上昇する．また，右心不全では中心静脈圧が上昇し，頸静脈が太く浮き出て見える．

血圧測定

マンシェットの圧

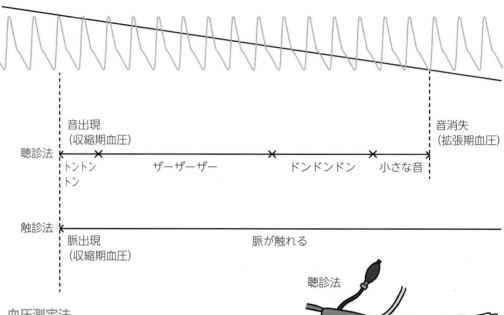

音出現
(収縮期血圧)

音消失
(拡張期血圧)

聴診法

トントン
トン　　　ザーザーザー　　　ドンドンドン　小さな音

触診法

脈出現
(収縮期血圧)

脈が触れる

聴診法

触診法

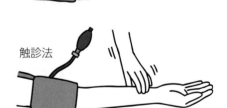

血圧測定法

マンシェットの圧が収縮期血圧と拡張期血圧の間にあるときのみ音が聴こえる. この音は4段階に変化する. また, マンシェットの圧が収縮期血圧より高いと血流は完全に止まり, 末梢側では脈は触れない. マンシェットの圧が収縮期血圧より低いと脈は触れる.

表 成人における血圧値の分類

分類	診察室血圧(mmHg)		
	収縮期血圧		拡張期血圧
正常血圧	<120	かつ	<80
正常高値血圧	120-129	かつ	<80
高値血圧	130-139	かつ/または	80-89
Ⅰ度高血圧	140-159	かつ/または	90-99
Ⅱ度高血圧	160-179	かつ/または	100-109
Ⅲ度高血圧	≧180	かつ/または	≧110
(孤立性)収縮期高血圧	≧140	かつ	<90

(日本高血圧学会:高血圧治療ガイドライン2019より改変)

血圧は一般に聴診法で測定する．

▶ **動脈を締めつけると音が発生する．**

動脈が狭くなりそこで血液が流れにくくなると，音が発生する．血液の流れがスムーズなときは音は出ないし，全く遮断されても音は出ない．発生した音を聴診器で聴くことにより血圧を測定する．この音のことをコロトコフ音といい，動脈の締めつけに用いる空気袋のことをマンシェットという．

▶ **コロトコフ音が発生したときの圧が収縮期血圧，消失したときの圧が拡張期血圧．**

まずマンシェットで強く締めつけ血流を完全に止める．そして徐々に空気を抜いてマンシェットの内圧を下げていくと，突然コロトコフ音が聴こえてくる．このときの圧が収縮期血圧である．さらに空気を抜いていくとやがてコロトコフ音は消失する．このときの圧が拡張期血圧である．

▶ **締めつけの程度によりコロトコフ音は変化する．**

マンシェットの内圧の程度によりコロトコフ音は左図のようにその強さも音質も変化する．音の調子は４種類ほどに区別できる．

▶ **測定部位に合ったマンシェットを用いる．**

普通は上腕で測定するが，下腿でも測定できる．その場合は下腿用の幅の広い大きなマンシェットを用いる．また，小児には小児用の小さなマンシェットを用いる．

血圧は触診でも測定できる．

コロトコフ音を聴く代わりに，マンシェットより末梢側の動脈の脈拍を触診するのである．

▶ **触診法では脈拍が出現したときが収縮期血圧であり，拡張期血圧は測定できない．**

触診法は簡単にできるので，緊急時などには非常に有効な測定法である．

▶ **動脈内に直接，管を挿入して測定する方法もある．**

このような方法を**直接法**といい，重症患者や動物実験のときによく用いられる．中心静脈圧もこの方法で測定する．

正常血圧は 120/80 mmHg 未満である．

▶ **高血圧値の分類には規定がある．**

詳細は左の表を参照のこと．

▶ **原因のわかっている高血圧を二次性高血圧という．**

この原因は腎臓やホルモンの異常などが多く，そうした病気を治療すれば高血圧も治癒する．なお，原因のわかっていない高血圧を**本態性**高血圧といい，これが高血圧全体の９割以上を占める．

血圧 140 mmHg とはどのくらいの圧力か？

水銀の比重は約 13.6 なので，140 mmHg を水柱圧になおすと $140 \times 13.6 = 1{,}904 \, mmH_2O \fallingdotseq 190$ cmH_2O となる．つまり心臓には血液を上に 190 cm 吹き上げるだけの力があり，手術中に動脈から出血すると術者の顔や照明のライトまで血しぶきが飛ぶのである．

末梢循環

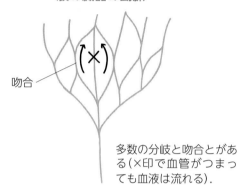

一般の臓器の動脈

吻合

多数の分岐と吻合とがある（×印で血管がつまっても血液は流れる）.

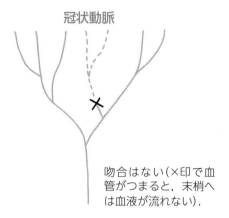

冠状動脈

吻合はない（×印で血管がつまると，末梢へは血液が流れない）.

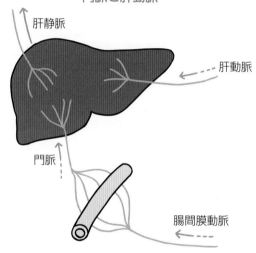

門脈と肝動脈

肝静脈

肝動脈

門脈

腸間膜動脈

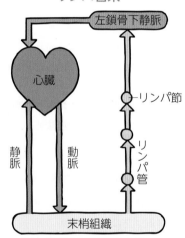

リンパ管系

左鎖骨下静脈

心臓

静脈　動脈

リンパ節

リンパ管

末梢組織

リンパ管は末梢組織から静脈（主に左鎖骨下静脈）まで，一方通行である.

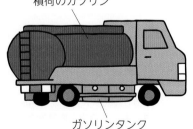

積荷のガソリン

ガソリンタンク

機能血管と栄養血管

ガソリンを運ぶタンクローリーは自分のエンジンを動かすためのガソリンタンクは別にもっていて，運んでいる商品のガソリンには手をつけていない．このように自分の本来の仕事に使う血管（機能血管）と自分の細胞を養う血管（栄養血管）との両者を別々にもつものがある．心臓はその代表的なもので，心筋細胞自体は冠状動脈から酸素や養分をもらい，心室内の血液からは栄養をもらっていないのである．つまり大動静脈が機能血管であり，冠動静脈が栄養血管である．肝臓も門脈が機能血管であり，肝動脈が栄養血管である．肺は気管支動脈から栄養を受けている.

ある場所の血管が拡張するとその場所の血流量は増える．

たとえば皮膚の血管が拡張すると皮膚血流量は増える．運動時には筋肉の血管が拡張し，食後は消化器の血管が拡張する．しかし，あまりにもあちこちの血管が開きすぎると血圧が下がってしまい，血流はそれほど増えない．なお，血管平滑筋の弛緩と血管の拡張とは同じ意味である．

いかなる場合にも脳の血流だけは確保しなければならない．

脳の血流が途絶えると数秒で意識を失い，数分で回復不可能つまり脳死となる．そのくらい脳血流は重要である．脳の次に血流を確保しなければならない臓器は心臓と腎臓である．

▶ 臓器の血流は必要に応じて変化する．

仕事量に時間的な波がある臓器があり，それらは必要なときにのみ血流が増加する．たとえば，運動時には筋肉に大量の血液が流れ，食後には消化器の血流が増加する．血液の量や心臓の力には限りがあるので，運動と食事とは一緒に行わないほうがよい．

▶ 臓器血流の調節は自律神経が行っている．

血管には交感神経と副交感神経とが来ており，交感神経が優位になると血管は収縮し，その臓器の血流量は減少する．副交感神経が優位になると逆の現象が生じる．

心臓は冠状動脈により養われている．

心臓は左室内の血液ではなく冠状動脈により栄養を受けている．

▶ 冠状動脈は拡張期に流れる．

拡張期には大動脈弁が閉じ，心筋自体も弛緩しているので，冠状動脈内の血液は流れやすくなっている．

▶ 冠状動脈の血流不全が心筋梗塞や狭心症である．

左図のように，冠状動脈はまるで木の枝のように分岐するだけで吻合はしていない．そのため，どこかでつまると，その下流域のすべての細胞が血流不足で死んでしまう．これが心筋梗塞である．完全につまらなくても，どこかが狭くなり十分量の血液が流れなくなったものが狭心症である．冠状動脈と脳の動脈だけがこのような分岐のしかたをする．だから心筋梗塞と脳梗塞という病気があるのである．

肝臓に行く血管には門脈と肝動脈とがある．

門脈の血流のほうが肝動脈よりも多い．肝動脈をしばっても肝臓は生きていける．

リンパ管系は一方通行である．

▶ リンパ管は次第に太くなり，最後は静脈に注ぐ．

リンパ管は末梢組織で毛細リンパ管で始まり，合流しながら次第に太くなる．下半身のリンパ管は胸管となって左鎖骨下静脈に注ぐ．リンパ管には逆流防止の弁が多い．

▶ リンパ管の途中にはリンパ節がある．

リンパ節では重要な免疫作用を行っている．

▶ 癌の中にはリンパ管を伝わって転移するものもある．

癌の手術では，転移をおこしているリンパ節を含めて取り除かなければならない．これをリンパ節郭清という．

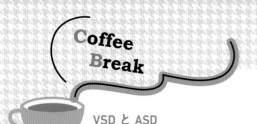

VSD と ASD

左心系と右心系は中隔で完全に隔てられているが，まれに生まれつきこの中隔が完全ではなく穴があいていることがある．心室中隔に穴があいているものを心室中隔欠損症（VSD），心房中隔に穴があいているものを心房中隔欠損症（ASD）という．小児の心雑音の代表例が VSD である．なお，心房中隔には正常でも小さな穴があいていることは多い．

aV$_R$ だけ波形が逆な理由

p.60 の図で示したように，aV$_R$ 以外の誘導はほぼ同じ方向から心臓を眺めているが，aV$_R$ だけは逆の方向から眺めている．したがって，aV$_R$ だけ，波形があたかも鏡に映したように上下逆になる．

心電図と心収縮

電気的興奮は心収縮の引き金である．つまり，心筋の収縮は興奮（QRS 波）の直後から始まる．ちょうどピストルの引き金を引いてから弾が飛び出すようなものである．心電図は心収縮ではなく，電気的興奮の推移を記録したもののため，QRS 波は心臓の収縮を表しているのではなく，心筋の興奮を表しているのである．

肝動脈塞栓術

一般の肝細胞は主として門脈から栄養を受けているが，肝癌は主として肝動脈から栄養を受けている．この違いを利用して，人工的に肝動脈をつまらせると癌細胞の活動だけを停止させることができる．これを肝動脈塞栓術（エンボリゼーション）といい，肝癌の治療法の 1 つである．

静脈路の確保

臨床で，急に血圧が下がったとき（これをショックという）などにまずやらねばならないことは，点滴などができる注射針を静脈内にしっかりと刺すことである．そうしないと輸液も薬の投与もできなくなるからである．これを「静脈路の確保」といい，きわめて重要な医療行為である．この本を読んだ人は，試験終了後たとえ生理学のことはすべて忘れても，この「静脈路の確保」ということだけは一生覚えておいてほしい．それほど実際の医療の現場では重要なことである．

看護師国家試験既出問題

心臓の刺激伝導系で最も早く興奮するのはどれか．
1. ヒス束
2. 房室結節
3. 洞結節
4. プルキンエ線維

解説 心拍リズムのための興奮は，洞結節で生まれ→房室結節→ヒス束→プルキンエ線維→心室の心筋細胞と伝わっていく（→p.56）.
答え [3]

第 **5** 章

呼吸

呼吸と肺

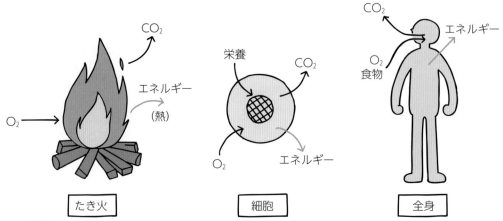

| たき火 | 細胞 | 全身 |

呼吸
エネルギー産生のために酸素を取り込んで二酸化炭素を捨てる．細胞レベルでも全身のレベルでもたき火と同じことが行われている．

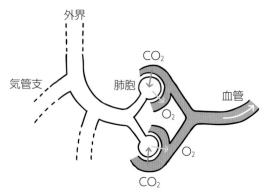

肺胞のしくみとはたらき
肺胞は血管と接触しており，実際のガス交換は肺胞で行われている．

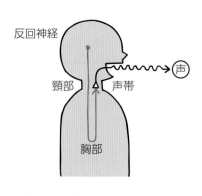

反回神経の走行
反回神経はいったん胸部まで下がった後，再び上昇して咽頭部に向かう．

舌根沈下（ぜっこん）

- -

昏睡の程度が高いと舌の筋肉がゆるみ，仰臥位（ぎょうがい）の場合は舌根部が重力でのどの奥にずり落ちて気道をふさいでしまう．これを舌根沈下といい，昏睡患者では非常に気をつけなければならない点である．舌根沈下を防ぐには，エアウェイを用いたり側臥位にしたりする．なお，さらに昏睡が深くなると自発呼吸も止まるので，人工呼吸を行わなければならない．これらを気道確保といい，静脈路の確保（→p.74）とともにきわめて重要な医療行為である．

◀ エネルギー産生には酸素が必要である.

エネルギーを産生するために,酸素を取り込み二酸化炭素を捨てている(→p.102).これを呼吸という.

▶ **細胞は呼吸している.**
1個1個の細胞は酸素を取り込んで**二酸化炭素**を出している.

▶ **身体全体も呼吸していることになる.**
肺では身体全体に必要な酸素をまとめて取り込んで,身体全体から出た二酸化炭素をまとめて捨てている.

◀ 実際のガス交換は肺胞で行われている.

つまり,実際の呼吸器官は肺胞である.

▶ **肺は気道と肺胞とからできている.**
気道とは外界との境,すなわち鼻・口から肺胞までを指す.

▶ **気道は肺胞に空気を送る単なる通路である.**
気道はどんどん小さく枝分れしていく.肺の入口を気管,最初の分岐以降をすべて気管支とよぶ.気管と気管支はその機能を分けて考える必要はあまりなく,生理学的には気管は太い気管支とみなしてよい.

▶ **気管支は平滑筋をもっている.**
太い気管支はつぶれないようにさらに軟骨ももっている.

▶ **気管支平滑筋が収縮したら気管支は細くなる.**
気管支平滑筋は交感神経で弛緩,副交感神経で収縮する(→p.180).

▶ **肺静脈には動脈血が流れている.**
肺胞で酸素を受けとるからである.当然,肺動脈には**静脈血**が流れている.

▶ **胎児のガス交換は胎盤で行われている.**
胎児のヘモグロビンは特殊であり,胎盤において母体の動脈血中の酸素を効率よく受けとることができる.

◀ 反回神経麻痺により嗄声（させい）が生じる.

▶ **声帯は反回神経により動かされている.**
声帯は気道の途中にあり,呼気時の気道の空気の流れを利用して,声帯をふるわせることにより声を出している.声帯の形を変えているのが反回神経である.

▶ **声がかすれたり出なくなったりすることを嗄声という.**
嗄声は声帯のポリープや癌,または反回神経の異常が原因であることが多い.反回神経は頸部からいったん胸部まで下がった後に再び上昇して声帯へ向かっているので,肺の上部(ここを肺尖部という)の癌,つまり肺癌でも嗄声が生じることがある.

▶ **反回神経麻痺により嚥下障害も生じる.**
嚥下機能(→p.143)にも反回神経は関与している.

呼吸運動

胸膜腔と肺
胸膜腔容積の変化により
肺は他動的にふくらんだ
りしぼんだりする.

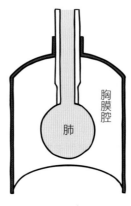

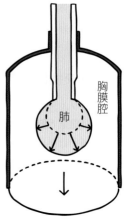

胸膜腔容積が小さいと
肺はしぼむ.

胸膜腔容積が増加すると
肺はふくらむ.

横隔膜は収縮すると下に
さがり，胸膜腔は上下に
広がる.

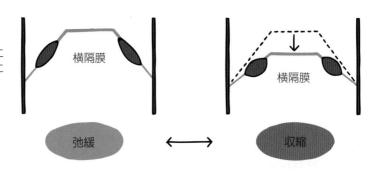

吸気時の胸部の動き
横隔膜と外肋間筋のいず
れの筋肉も収縮すると胸
膜腔容積は増加する.

外肋間筋が収縮すると胸
骨は前方にせり上がり,
胸膜腔は前後に広がる.

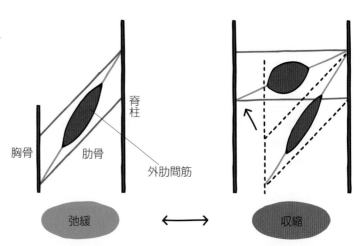

肺は胸膜腔に閉じ込められている.

胸膜腔は密閉された空間である.

► **胸膜腔は横隔膜と胸壁とからできている.**
横隔膜は胸膜腔と腹膜腔とを分けている.

► **横隔膜は骨格筋でできており, 膜状をしている.**
横隔膜は膜状の筋肉である.

肺は自分自身ではふくらむことはできない.

肺は胸膜腔内圧の変化により他動的にふくらませられたりしぼませられたりしている.

► **胸膜腔内は弱い陰圧である.**
安静呼吸時の胸膜腔内圧は, $-7 \sim -2$ cmH$_2$O 程度である.

► **胸膜腔の陰圧が肺をふくらませている.**
この陰圧が肺をふくらませている原動力である.

胸膜腔容積を増加させると肺がふくらむ.

► **胸膜腔容積が増加すると陰圧が増強し(つまり胸膜腔内圧が低下し), その結果肺がふくらむ.**
逆に胸膜腔容積が減少すると胸膜腔内圧が上昇し, 肺がしぼむ.

呼吸筋は横隔膜と肋間筋である.

胸膜腔容積を変えているのが呼吸筋である.

► **横隔膜が収縮すると横隔膜は下にさがる.**
その結果, 胸膜腔容積は増加し肺はふくらむ.

► **外肋間筋が収縮すると胸壁は広がる.**
その結果, 胸膜腔容積は増加し肺はふくらむ. 内肋間筋は逆の作用をもつ.

乳児と成人は腹式呼吸, 小児は胸式呼吸が主である.

► **主として横隔膜により行う呼吸を腹式呼吸という.**
これに対し, 外肋間筋の果たす役割が大きな呼吸方法を胸式呼吸という. 一般的に腹式呼吸のほうが換気量が大きい. 腹部を締め付ける服を着ると, 腹式呼吸はやりにくくなる.

► **妊婦は胸式呼吸となり呼吸数は増える.**
肺と横隔膜が妊娠子宮のために挙上されているからである. 新生児は腹式呼吸である.

患者によっては独特な呼吸が見られることがある.

過呼吸とは呼吸の深さが異常に増したもので, その結果呼吸量が増加したものをいう.

► **チェーン-ストークス呼吸は重症患者や臨終時に見られる.**
無呼吸→浅い呼吸→深い呼吸→浅い呼吸→無呼吸を周期的に繰り返すものをいう.

► **心疾患などでは臥位より座位のほうが呼吸が楽なことがある.**
これを起座（きざ）呼吸という. 座位とは上半身を起こした姿勢のこと.
クスマウル大呼吸とは呼吸が深く大きくなったものをいう.

肺気量

肺気量
下図のような検査法をスパイロメトリーといい，右の図をスパイログラムという．

スパイログラム

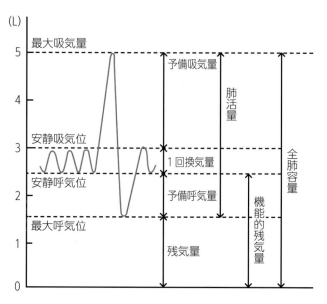

(L)

最大吸気量

5

予備吸気量

4

肺活量

安静吸気位

3

1回換気量

全肺容量

安静呼気位

2

予備呼気量

機能的残気量

最大呼気位

1

残気量

0

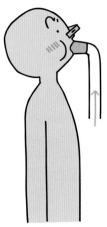

大きく息を吸って…

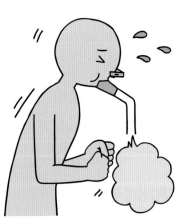

急いで全部はき出す！

スパイロメトリー

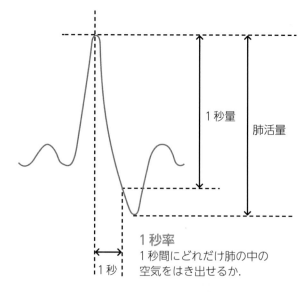

1秒量

肺活量

1秒率
1秒間にどれだけ肺の中の空気をはき出せるか．

1秒

$$1秒率 = \frac{1秒量}{肺活量} \times 100\,(\%)$$

基本的な気量は１回換気量，予備吸気量，予備呼気量，残気量である.

肺の中に含まれる空気の量はいくつかの種類に分けられ，これを肺の気量という. 気量は個人差が大きく，ここでは記憶しやすい標準的な値を記した.

▶ **肺気量はこの４つの基本的な気量の組み合わせである.**

安静時の１回の呼吸による空気の出入量を１回換気量という.

ここでいう１回換気量とは静かな呼吸をしているときの１回の吸入量もしくは呼出量のこと，つまり鼻から出入りした空気の量のことをいう. １回換気量は約 0.5 L である.

▶ **安静吸気位から最高に吸い込める量が予備吸気量である.**
予備吸気量は約 2.0 L である.

▶ **安静呼気位から最高にはき出した量が予備呼気量である.**
予備呼気量は約 1.0 L である.

▶ **最高にはき出したときでも肺内に残っている量が残気量である.**
最高にはき出しても肺内の空気をすべて出せるわけではなく，依然として肺内には必ず空気が残っている. 残気量は約 1.5 L である.

肺活量は意識的に出し入れできる空気の最大量である.

肺活量は成人男性で約 3.5 L である.

▶ **全肺容量はとにかく肺の中に入ることのできる空気の最大量である.**
全肺容量は約 5.0 L である.

▶ **機能的残気量は安静呼気位で肺の中に残っている空気の量である.**
機能的残気量は約 2.5 L である.

基本的な気量を組み合わせると実際に役立つ気量が表現できる.

全 肺 容 量＝１回換気量＋予備吸気量＋予備呼気量＋残気量
肺　活　量＝１回換気量＋予備吸気量＋予備呼気量
　　　　　＝全肺容量－残気量
機能的残気量＝残気量＋予備呼気量

１秒間に肺活量のうちどれだけはき出せるかを１秒率という.

▶ **１秒間にはき出せる呼気量を１秒量という.**
１秒率とは１秒量の肺活量に対する比のことである.

▶ **１秒率は肺活量とならぶ重要な呼吸機能検査である.**
肺活量や１秒率などの検査をスパイロメトリーという.

▶ **肺活量には時間の要因がある.**
同じ肺活量であっても，それを速くはき出せるかどうかにより肺機能は変化する.

拘束性肺障害と閉塞性肺障害

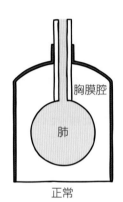

拘束性肺障害
単に肺胞容積が小さくなったもの.

正常 　　　　　 拘束性肺障害

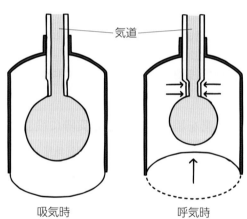

閉塞性肺障害
呼気時に気道がつぶれてしまい,
息がはき出せなくなる.

吸気時 　　　　　 呼気時

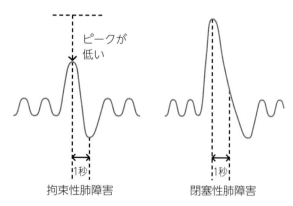

**拘束性肺障害と閉塞性肺障害
のスパイログラム**
拘束性肺障害では,肺活量が低下
しているが1秒率は正常である.
閉塞性肺障害では,肺活量は正常
であるが1秒率が低下している.

ピークが
低い

1秒 　　　　　　 1秒

拘束性肺障害 　　　　　 閉塞性肺障害

◀ 肺活量が小さくなることを拘束性肺障害という.

- ▶ **肺活量は性，年齢，身長により予測値が決まっている.**
  予測値を基準値としている.
- ▶ **予測値を100％としたときの実際の肺活量を％肺活量という.**
  ％肺活量は100％が標準であり，80％以下になると異常である.
- ▶ **％肺活量が低下したものを拘束性肺障害という.**
  拘束性肺障害では肺胞がつぶれており，％肺活量は80％以下となる. 拘束性肺障害の代表に肺線維症がある. イメージ的には，手術で肺の何割かを切除した場合を想像するとわかりやすい.
- ▶ **拘束性肺障害では1秒率は低下していない.**

◀ 気道がつぶれると息をはき出しにくくなる.

- ▶ **呼気時のほうが気道がつぶれやすい.**
  呼気時は胸膜腔内圧が高まるので気道にも圧力が加わる.
- ▶ **気道がつぶれても息を吸うのは割に楽である.**
  吸気時は胸膜腔内圧が下がるので気道は広がる.

◀ 気管支平滑筋が収縮すると気管支は細くなる.

- ▶ **気管支平滑筋は交感神経によって弛緩し，副交感神経によって収縮する**(→p.181).

◀ 1秒率が低下することを閉塞性肺障害という.

- ▶ **健常者の1秒率は70％以上である.**
  つまり健常者では肺活量の7割以上を1秒以内にはき出してしまえるのである.
- ▶ **閉塞性肺障害ではゆっくりならば多量に息をはき出せる.**
  閉塞性肺障害では1秒率は低下しているが，肺活量は低下していない.

◀ 閉塞性肺障害の代表に肺気腫や気管支喘息などがある.

  閉塞性肺障害では気道がつぶれている.
- ▶ **気管支喘息は気管支平滑筋がアレルギーによってけいれん様に収縮する病気である.**
  けいれん様に収縮しているときを発作という.
- ▶ **喘息発作時は息は吸えるがはき出しにくい.**
  喘息の患者は息をはくときが苦しいと訴え，呼気時間が延長する.
- ▶ **閉塞性肺障害と拘束性肺障害とが合併することもある.**
  これを混合性肺障害という. 肺疾患が進むと最終的には1秒率も％肺活量もともに低下する.

死腔と換気

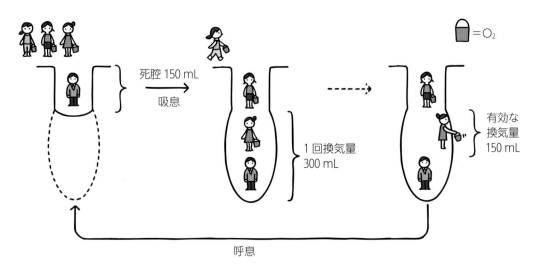

1 回換気量 300 mL，呼吸数 30 回/分の場合　換　気　量＝300 mL×30 回/分＝9,000 mL/分
　　　　　　　　　　　　　　　　　　　　有効な換気量＝150 mL×30 回/分＝4,500 mL/分

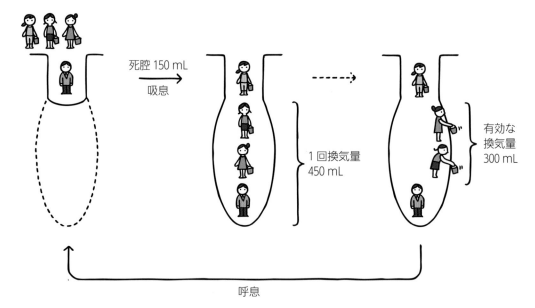

1 回換気量 450 mL，呼吸数 20 回/分の場合　換　気　量＝450 mL×20 回/分＝9,000 mL/分
　　　　　　　　　　　　　　　　　　　　有効な換気量＝300 mL×20 回/分＝6,000 mL/分

死腔と換気量
死腔 (150 mL) と換気量 (9,000 mL/分) とが一定のときは 1 回換気量が大きいほうが換気の効率は
よくなる.

◀ 肺動脈圧は大動脈圧よりずっと低い.

- ▶ **肺動脈圧は大動脈圧の 1/6 程度である.**
  収縮期の肺動脈圧は 25 mmHg 程度である.
- ▶ **右肺のほうが左肺より少し大きい.**
  右肺は 3 葉,左肺は 2 葉である.しかし,左右の容量の差はせいぜい 1 割程度である.

◀ 死腔とはガス交換に役立っていない空間のことである.

- ▶ **吸い込んだ空気のすべてがガス交換にあずかれるわけではない.**
  せっかく吸い込んだのに,実際のガス交換には利用されない空気が存在する.この空気が存在する空間のことを死腔という.具体的には気道が死腔である.
- ▶ **鼻腔,口腔,咽頭,喉頭,気管,気管支が気道である.**
- ▶ **肺胞はすべてが機能しているわけではない.**
  より正確な死腔は,気道容積にこのような機能していない肺胞の容積を加えたものである.

◀ 1 回換気量から死腔を引いたものがガス交換に役立っている空気の量である.

  これを肺胞換気量という.
- ▶ **(1 回換気量－死腔)×呼吸数＝実際のガス交換に役立っている空気の量.**

◀ 浅くて速い呼吸より深くて遅い呼吸のほうがガス交換の効率はよい.

  呼吸回数を増やしたからといって必ずしもガス交換がうまくいくとは限らない.
- ▶ **死腔が少ないほど換気の効率はよい.**
  死腔と換気量については左ページの 2 つの図を参照.
- ▶ **気管切開をすると死腔が減少する.**
  気管切開では気管上部が直接外界とつながるので,死腔の減少分だけ換気効率がよくなる.気管内挿管時にも同様に死腔が減少する.

◀ 呼吸数は毎分約 15 回くらいである.

  呼吸数は心拍数の約 1/4 くらいである.個人差が大きく,おおよそ 10〜20 回/分程度である.
  呼吸数は 8 回/分以上はないと十分な呼吸は無理である.
- ▶ **新生児の呼吸数は 40〜60 回/分で非常に多い.**

血液ガス

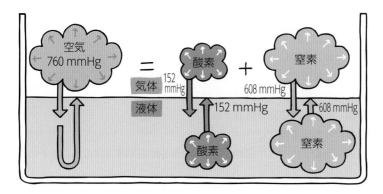

分圧
空気の圧力は酸素分圧と窒素分圧の和に分けられる。
気体は水中に入っても同じ圧力で気体に戻ろうとし，水面でつり合うので，気体中の分圧と液体中の分圧とは等しくなる。

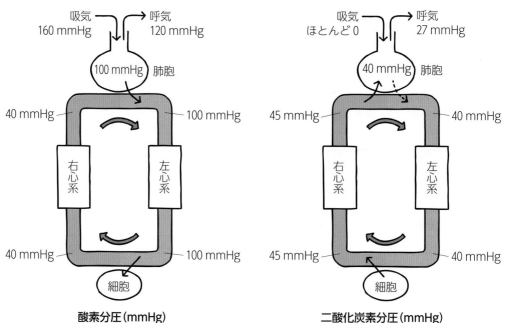

酸素分圧 (mmHg)　　　　　　二酸化炭素分圧 (mmHg)

体内の酸素分圧と二酸化炭素分圧
酸素は空気中に 21%含まれており，吸気の酸素分圧は 760×0.21＝160 mmHg であるが，肺胞内では呼気や水蒸気と混ざり 100 mmHg に下がる。肺胞中の酸素はそのまま血液中へ移動するので，肺静脈血と動脈血の酸素分圧は 100 mmHg のままである。そして末梢組織に酸素を与え静脈血では 40 mmHg に低下する。
一方，二酸化炭素は空気中にほとんど含まれておらず，吸気の二酸化炭素分圧はほとんど 0 mmHg であるが，肺胞内では呼気が混ざり 40 mmHg になる。肺胞中の二酸化炭素はそのまま血液中へ移動するので，肺静脈血と動脈血の二酸化炭素分圧は 40 mmHg である。そして末梢組織で二酸化炭素を受けとり，静脈血中の二酸化炭素分圧は約 45 mmHg に上昇する。
なお，呼気は肺胞内の気体と死腔内の気体（これは呼気と同じもの）との混合物なので，呼気分圧は両者の混合比に比例する。

混合気体はその成分量に比例した圧をもっている.

▶ **これを分圧といい, P_{O_2} や, P_{CO_2} などと P をつけて表す.**
酸素分圧は P_{O_2}, 二酸化炭素分圧は P_{CO_2} と表す.

▶ **空気は 760 mmHg の酸素 20％ と窒素 80％ の混合気体である.**
より正確には水蒸気以外の成分は, 酸素 21％, 二酸化炭素 0.03％, 窒素などのガスが 79％ である. たとえば 1 気圧の乾燥した空気(酸素 20％ と窒素 80％ の混合気体の圧力が 760 mmHg)の場合, 酸素の受け持ち分の圧力は $760 \times 0.2 = 152$ mmHg, 窒素の受け持ち分の圧力は $760 \times 0.8 = 608$ mmHg である. これをそれぞれ酸素分圧, 窒素分圧という. 酸素の動きだけを考える場合には, 空気を 152 mmHg の純酸素とみなすことができる.

気体はその分圧に比例して水に溶ける.

▶ **気体は空中・水中を問わず広がっていく.**
気体は濃度の薄いほうへ薄いほうへと広がっていく. つまり, 気体は水に溶けようとし, 溶けた気体は気体となって逃げようとする. そして最終的に両者がつりあうまで移動が続く.

▶ **濃いか薄いかの測定目盛が分圧である.**
分圧の単位には mmHg を用いるが, トル(torr)という単位を用いることもある. 1 トルは 1 mmHg である.

▶ **血液中の気体の分圧を血液ガスという.**
通常は血液ガスといえば血中の酸素分圧と二酸化炭素分圧のことである.

純酸素を吸っても肺胞内は酸素 100％ にはならない.

肺胞から水蒸気や二酸化炭素が出てくるので, そのぶん酸素濃度は低下する.

▶ **肺胞内や呼気ガスはほぼ 100％ 飽和の水蒸気を含んでいる.**
37℃で 100％ の水蒸気分圧は約 47 mmHg である.

▶ **結局肺胞内の酸素分圧は約 100 mmHg である.**
この 100 mmHg という値はそのまま動脈血中の酸素分圧となる.

▶ **呼吸により水分が排泄されている.**
体内の水分出納を考える際には, 呼吸による水分排泄量も重要である.

▶ **ボンベ中のガスは水分をほとんど含んでない.**
人工呼吸器などでは気道を保護するため吸気を加湿する必要がある. 乾燥した病室などでも同じように空気を加湿したほうがよい. このような場合でも肺胞内や呼気ガスはほぼ 100％ 飽和の水蒸気を含んでいる.

肺胞中, 動脈中, 静脈中の酸素分圧を P_{AO_2}, P_{aO_2}, P_{vO_2} と書く.

P は圧力, A は肺胞, a は動脈, v は静脈のことである.
$P_{AO_2} = 100$ mmHg である.
$P_{aO_2} = 100$ mmHg である.
$P_{aCO_2} = 40$ mmHg である.
$P_{vO_2} = 40$ mmHg である.
以上の 4 つの正常値は記憶しておくこと. なぜこのような値になるかは左図を参照.
単に P_{O_2}, P_{CO_2} と書いたときは動脈血中の分圧, つまり P_{aO_2}, P_{aCO_2} のことが多い.

呼吸性アシドーシスと呼吸性アルカローシス

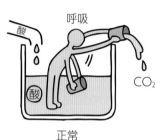
正常

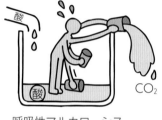
呼吸性アルカローシス

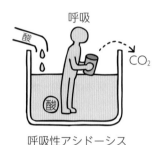
呼吸性アシドーシス

pHの呼吸性変動
二酸化炭素のくみだし量に反比例して体内に酸がたまる.

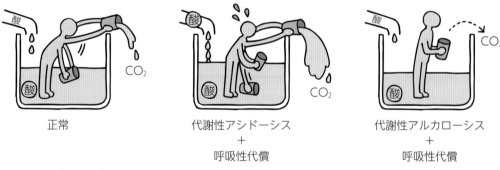

正常

代謝性アシドーシス
＋
呼吸性代償

代謝性アルカローシス
＋
呼吸性代償

pHの呼吸性代償
たとえ体内の酸の量が変化しても，それに合わせて二酸化炭素排泄量も変化し，結局pHの変化は小さくなる.

過換気症候群

何かのはずみに呼吸が過剰になり，体がアルカリ性に傾くと，呼吸が苦しいように感じることがある．するとますます過呼吸を続け呼吸性アルカローシスが増強する．これを過換気症候群といい，少し神経質な若い女性に多く見られる．二酸化炭素分圧の低下が原因なので，呼吸を抑えて二酸化炭素を体内にためればなおる.

アシドーシスとアルカローシスには代謝性のものと呼吸性のものとがある.

体内が酸性に傾いたものをアシドーシス,アルカリ性に傾いたものをアルカローシスという
(→p.10).代謝性のものについては p.10 に説明してあるので,ここでは酸塩基平衡と呼吸との
関係について説明する.

二酸化炭素は体内では酸になる.

▶ **二酸化炭素は水に溶けると炭酸という酸になる.**
$CO_2+H_2O→H^++HCO_3^-$ となり,H^+ を出すので二酸化炭素は酸である.

▶ **肺は酸の排泄器官である.**
肺は二酸化炭素の排泄器官だからである.

▶ **呼吸により pH は変動する.**
呼吸量により二酸化炭素の量,つまり酸の量が変化するからである.このような二酸化炭素量
による pH の変動を呼吸性アシドーシスまたは呼吸性アルカローシスという.

換気量と二酸化炭素分圧とは反比例する.

二酸化炭素分圧が上昇することと二酸化炭素が体内に蓄積することとは同じ意味である.

▶ **換気量が増大するとアルカローシスになる.**
換気量が増大すると体内の二酸化炭素は体外にどんどん排出され,動脈血中の二酸化炭素分圧
は低下し,その結果アルカローシスになる.動脈血中の二酸化炭素分圧と pH とは反比例する
からである.

▶ **呼吸回数が増えると P_aCO_2 は下がる.**

▶ **呼吸回数が増えると動脈血の pH は上がる.**

深呼吸を何回も続けると呼吸性アルカローシスになる.

頻回の深呼吸は換気量の増大をもたらす.

換気が不十分だと,酸素分圧は低下し,二酸化炭素分圧は上昇し,その結果 pH は低下する.

換気障害は呼吸性アシドーシスをおこす.

▶ **体内で代謝性アシドーシス(→p.10)が生じると呼吸は増える.**
代償しようとして呼吸を増やして二酸化炭素分圧を下げ,呼吸性アルカローシスをおこして代
謝性アシドーシスを中和しようとする.
逆に,体内で代謝性アルカローシスが生じると呼吸は抑制され,呼吸性アシドーシスにより代
償される.

呼吸中枢

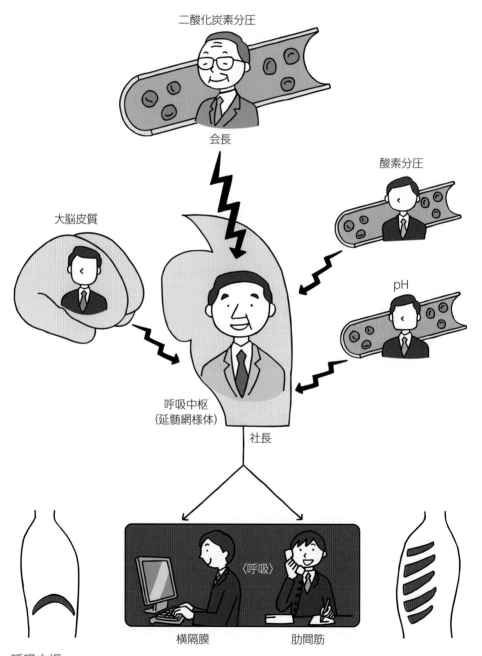

呼吸中枢
呼吸中枢は，血中の二酸化炭素分圧，酸素分圧，pH などの情報と大脳皮質からの命令も聞きながら，呼吸筋の仕事量を決めている．この中では二酸化炭素分圧の影響がいちばん大きい．

呼吸中枢は脳幹にある.

▶ **呼吸回数や呼吸の深さは呼吸中枢が決める.**
呼吸筋は随意筋なので呼吸運動は一時的ならば意識的に変化させることができる. しかし, 意識的に呼吸運動を変化させてもそれが身体にとって適切でない場合は息苦しさなどを感じ, 結局呼吸中枢の命令どおりの呼吸運動に落ちつく.

▶ **呼吸中枢は脳幹の延髄網様体にある.**
脳幹部は生命維持に最も大切な部位である(→p.185).

呼吸中枢は主として動脈血の二酸化炭素分圧によって調節されている.

呼吸中枢は pH や酸素分圧なども感知している. しかし, 主役は二酸化炭素である.

▶ **二酸化炭素分圧が低下すると呼吸運動は低下する.**
呼吸運動が抑えられると二酸化炭素が体内に増える.

▶ **二酸化炭素分圧が上昇すると呼吸運動は促進され, 二酸化炭素を体外に追い出そうとする.**

▶ **健常者が安静時に純酸素を吸っても息が楽になったとはほとんど感じない.**
呼吸中枢は酸素ではなく二酸化炭素の分圧で呼吸運動を決めているからである.

▶ **二酸化炭素分圧, 酸素分圧, pH などは脳幹部のみならず, 頸動脈や大動脈のような末梢でも感じとっている.**
頸動脈や大動脈にはこれらを感じとることができる特殊な感覚受容器があり, その情報は脳幹部の呼吸中枢に伝えられる.

麻酔薬は呼吸を抑制する.

麻酔薬, 催眠薬, 精神安定剤, 鎮痛薬などの中枢神経に作用する薬剤は呼吸中枢のはたらきも抑えるので, 呼吸が止まることがある. したがって, このような薬を投与された患者では呼吸状態の観察が重要である.

▶ **脳障害でも呼吸が止まることがある.**
脳血管障害や脳外傷などで**呼吸中枢**が障害を受けると呼吸が止まってしまう.

▶ **睡眠中や植物状態では呼吸中枢は機能が保たれているので自分で呼吸することができる.**
脳死では呼吸中枢の機能は廃絶しており, 自分で呼吸することはできない(→p.191).

重症の慢性呼吸不全患者には酸素を投与してはいけないことがある.

健常者では呼吸中枢は主として**二酸化炭素分圧**により調節されている. しかし重症の慢性呼吸不全の患者では**二酸化炭素分圧**が常に高いため, 呼吸中枢は酸素分圧の**低下度**により作動していることがある. このようなとき酸素を投与すると急に酸素分圧が上昇し, 呼吸が止まってしまう. つまり患者によっては酸素が禁忌のこともある.

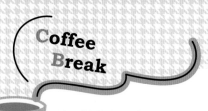

Coffee Break

肺は外分泌器官

肺は痰という分泌液を分泌する外分泌器官である．肺は一般の外分泌腺とよく似た構造をしており，肺胞が分泌細胞に，気管支が分泌液の通る管に相当する．痰や咳は気道内の異物を除去するのに役立っている．痰のことを喀痰（かくたん），咳のことを咳嗽（がいそう）という．なお，肺は発生初期に食道上部付近の細胞が分裂増殖してできたものであり，肺と消化器は親戚同士である．

大動脈圧と肺動脈圧

一般に「血圧」といった場合には大動脈付近の動脈の内圧のことを指す．心臓の収縮期には，大動脈圧は 120 mmHg 程度まで上昇するが，肺動脈圧はせいぜい 25 mmHg 程度である．これは肺の血管抵抗が低いこと，すなわち肺は血液が流れやすいことを示している．心室の負荷もこの圧に比例するので，左心室の壁は非常に厚くて強い力が生み出せるが，右心室の壁は薄い．p.50 も参照のこと．

看護師国家試験既出問題

成人の呼吸運動で正しいのはどれか．
1. 胸膜腔内圧は呼気時に陽圧となる．
2. 呼吸筋は主に吸気に用いられる．
3. 腹式呼吸は胸式呼吸より呼吸容積が大きい．
4. 動脈血二酸化炭素分圧の低下は呼吸運動を促進する．

解説 1. 胸膜腔内圧は常に陰圧である．呼気時にはその陰圧の程度が小さくなる(p.79)．2. 正しい(p.79)．3. 正しい(p.79)．4. 抑制される(p.91)．
答え [2] [3]

第 **6** 章

代謝

栄養素

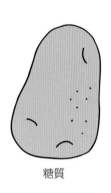

糖質

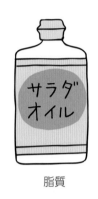

脂質

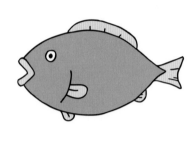

蛋白質

三大栄養素
糖質，脂質，蛋白質がエネルギー源である．

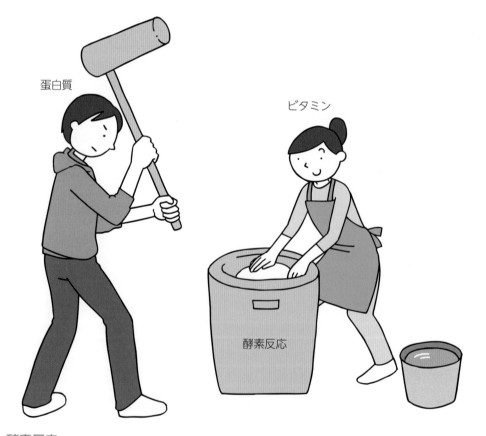

蛋白質

ビタミン

酵素反応

酵素反応
酵素の主成分は蛋白質で，ビタミンとの共同作業で酵素反応を行う．

栄養素にはエネルギー源になるものと代謝を円滑にするものとがある.

▶ **糖質, 脂質, 蛋白質がエネルギー源になる.**
この 3 つを三大栄養素という.

▶ **エネルギー量はキロカロリーで表す.**
栄養のエネルギー量の単位はキロカロリー(kcal)である.

▶ **代謝を円滑にするものにビタミンとミネラルとがある.**
三大栄養素にこの 2 つを加えて五大栄養素ともいう.

代謝は酵素によって遂行される.

代謝とは体内における化学反応であるが, この化学反応の触媒が酵素である.

▶ **酵素は蛋白質でできている.**
酵素の主成分は蛋白質である.

▶ **酵素がはたらくためには手助けがいることがある.**
酵素が触媒としてはたらくには, 本来の蛋白成分だけでなく蛋白質でないほかの成分が必要なことがある.

▶ **酵素のはたらきの手助けをしているのがビタミンである.**
酵素の手助け物質のことを専門用語で補酵素という.

ビタミンには水溶性のものと脂溶性のものとがある.

ビタミン類は水に溶けるか脂肪に溶けるかで 2 つに分類できる.

▶ **一般のビタミンは体内では合成できない.**
ビタミンは食事により摂取しなければならない. しかし, ビタミンの中には腸内細菌が合成してくれるものもある. ビタミン D は体内で合成可能である.

▶ **ビタミンが不足すると病気になる.**
ビタミンはある**酵素反応**を助けているので, ビタミンが不足するとその**酵素反応**が円滑に行えなくなる. その結果, 代謝がうまくいかなくなり, それにともなう症状が出現する.

▶ **ビタミンの名称にはあまり統一性がない.**
発見者がそれぞれ勝手に名前をつけたので, 現在でもビタミンの名称にはあまり統一性がない. たとえば, ビタミン A, B, C の間には直接の関連はない.

熱に弱いビタミンもある.

▶ **一部のビタミンは熱, 酸素, 光などで分解されてしまう.**
保存法や調理法によってはビタミンが分解されて減少・消失することもあるので, 食事をするときは食品のビタミン含有量だけでなく調理法にも注意が必要である.

カロリー

物理学的なエネルギー量にはジュール(J)を用いることになっているが, 栄養学の分野だけはカロリーを使っている. 食品のエネルギー量のことをカロリー量というのは正しい表現ではない.

糖質

（単糖類）

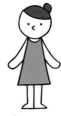 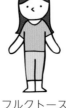 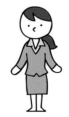

グルコース　　　　フルクトース　　　　ガラクトース

（二糖類）

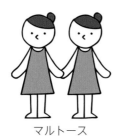 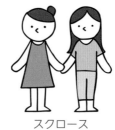 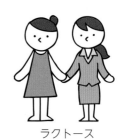

マルトース　　　　　スクロース　　　　　ラクトース

（多糖類）

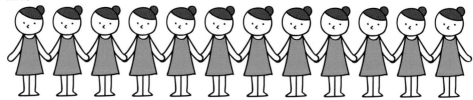

デンプン，グリコーゲン

糖質の種類
糖質はすべて単糖類からできている．

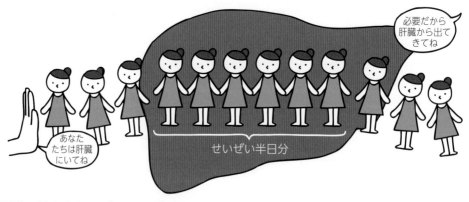

あなた
たちは肝臓
にいてね

必要だから
肝臓から出て
きてね

せいぜい半日分

肝臓に蓄えられるグリコーゲン
必要に応じて分解され，グルコースを血液中に出す．

糖質の基本はグルコース(ブドウ糖)である.

▶ **ブドウ糖は英語でグルコース(glucose)という.**
グルコースの親戚にフルクトース(果糖)とガラクトースとがある.

▶ **グルコース,フルクトース,ガラクトースを単糖類という.**
グルコース,フルクトース,ガラクトースの組成はいずれも $C_6H_{12}O_6$ であり,これらは糖質の基本単位なので単糖類という.H と O の比率が 2:1 で水と同じ比なので,糖質のことを炭水化物といったり,含水炭素といったりもする.

▶ **単糖類が 2 個つながった糖を二糖類という.**
グルコースが 2 個つながったものが**マルトース**(麦芽糖)である.グルコース,フルクトースがつながったものを**スクロース**(ショ糖),グルコースとガラクトースがつながったものを**ラクトース**(乳糖)という.スクロースもラクトースも二糖類の仲間である.一般に料理に使っている白砂糖はスクロースである.

▶ **単糖類がたくさんつながったものを多糖類という.**
多糖類にはグリコーゲン,デンプン,セルロースなどがある.

▶ **どんな糖質も細かく切っていくとすべて単糖類になる.**
糖質は単糖類が集まってできている.

デンプンはグルコースがたくさんつながったものである.

▶ **植物での貯蔵糖質がデンプンであり,動物での貯蔵糖質がグリコーゲンである.**
デンプンもグリコーゲンも,ともにグルコースがたくさんつながってできたものである.

▶ **米のデンプンも,砂糖も,栄養素としては同じものである.**
いずれも成分は単糖類であるからである.

身体の中では糖質は結局グルコースとして利用される.

単糖類にはいくつかの種類があるが,最も重要なのはグルコースである.

▶ **血液中のグルコース濃度を血糖値という.**
糖尿病ではこの血糖値が高くなる.

▶ **余分な糖質はグリコーゲンとして肝臓に蓄えられる.**
肝臓のグリコーゲンの貯蔵量はそれほど多くはなく,せいぜい半日分程度しかない.つまり 1 日何も食べなかったら肝臓のグリコーゲンは枯渇(使い果たされて消失してしまうこと)する.
したがって,肝臓のグリコーゲン量は飢餓に対する備えとしてはきわめて不十分である.

▶ **肝臓は必要に応じてグリコーゲンを分解して血液中にグルコースを出す.**
グリコーゲンは筋肉中にも存在するが,筋肉中のグリコーゲンは筋肉の収縮のエネルギー源として用いられ,血液中には放出されない.

脂質

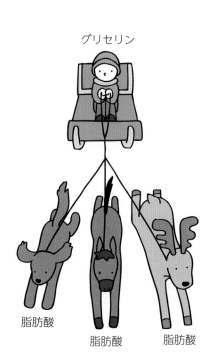

グリセリン

脂肪酸

脂肪酸

脂肪酸

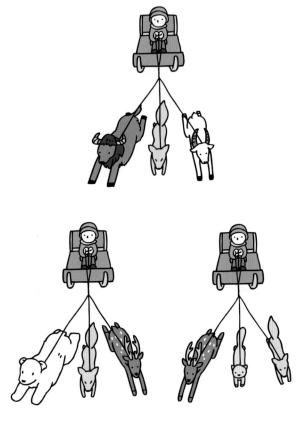

中性脂肪
中性脂肪は3つの脂肪酸と1つの
グリセリンが結合したものである.
脂肪酸にはたくさんの種類がある.

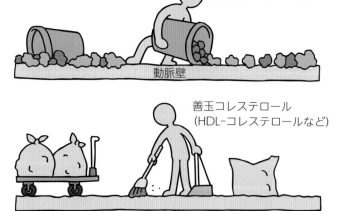

悪玉コレステロール

動脈壁

善玉コレステロール
(HDL-コレステロールなど)

血中コレステロール
高濃度のコレステロールは動
脈硬化を促す. 血中コレステ
ロールの大半は動脈硬化を促
すいわゆる悪玉であると考え
られているが, 中には動脈硬
化を防ぐHDL-コレステロー
ルのような善玉もいる.

脂質の代表は中性脂肪である.

中性脂肪以外の脂質にコレステロールなどがある.

▶ **中性脂肪はグリセリンと脂肪酸とが結合したものである.**
グリセリンと脂肪酸はともに炭素(C), 水素(H), 酸素(O)からできている. H と O との比は糖質とは異なり2：1ではない. グリセリンはグリセロールともいう.

▶ **脂肪酸にはたくさんの種類がある.**
脂肪酸の炭素の数や二重結合の有無などでたくさんの種類がある.

脂肪酸の中には必須のものがある.

大部分の脂肪酸は自分で合成できるが, 合成できない脂肪酸もある. この合成できない脂肪酸は食物から必ず摂取しなければならないため必須脂肪酸とよばれる.

▶ **必須脂肪酸にはリノール酸, α-リノレン酸, アラキドン酸がある.**
ヒトの必須脂肪酸は上記の3つである.

▶ **必須脂肪酸はすべて不飽和脂肪酸である.**
ふつうは炭素と炭素は1本の腕で結ばれている. しかし, 中には2本の腕で結ばれているものもあり, このような脂肪酸を不飽和脂肪酸という. これに対しすべて1本の腕で結ばれているものを飽和脂肪酸という.

脂質と動脈硬化とは深い関係がある.

▶ **動脈硬化を不飽和脂肪酸は予防し, 飽和脂肪酸は促進すると考えられている.**
ただし, そう単純に言い切れるものでもない. 不飽和脂肪酸や必須脂肪酸は植物や魚類の脂質に多く含まれており, 飽和脂肪酸は動物, とくに獣肉の脂質に多く含まれている.

▶ **動脈硬化の原因の1つはコレステロールの増加だと考えられている.**
動脈壁にコレステロールが沈着し, 硬くなる. これが動脈硬化である.

コレステロールも脂質の一種である.

▶ **コレステロールは肝臓で合成される.**
体内のコレステロール存在様式にはいろいろな種類がある. 血液中のすべてのコレステロールの総計濃度を総コレステロール値という.

▶ **コレステロールを多量に摂取すると血液中のコレステロールも増加する.**
コレステロールは肝臓で合成されるが, 食事で大量のコレステロールを食べると血液中のコレステロールは増加する.

▶ **コレステロールの中には動脈硬化を防ぐはたらきをもつものもある.**
このようなコレステロールを HDL-コレステロールという. したがって, 動脈硬化を防ぐには, 総コレステロールは低く, HDL-コレステロールは高く保つのが望ましい.

脂肪酸の合成・分解は肝臓で行われる.

▶ **余分な脂質は中性脂肪として脂肪細胞の中に蓄えられる.**
脂肪細胞の集団が脂肪組織である. 皮下脂肪などのいわゆる「脂肪」は脂肪組織のことである. このような貯蔵目的の脂肪を貯蔵脂肪という.

▶ **必要に応じて脂肪細胞中の中性脂肪がエネルギー源として利用される.**

蛋白質

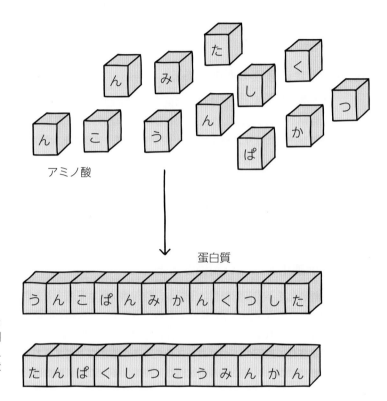

アミノ酸

蛋白質

うんこぱんみかんくつした

たんぱくしつこうみんかん

アミノ酸と蛋白質
アミノ酸を文字，蛋白質を文章にたとえてみよう．同じ文字でも順番を入れ換えるだけで違った意味の文章を作ることができる．

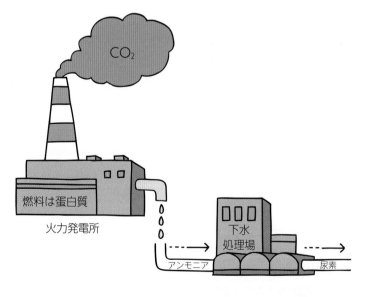

CO_2

燃料は蛋白質

火力発電所

下水処理場

アンモニア　　　尿素

蛋白質を燃やした場合
エネルギーを取り出すために蛋白質を燃やすこともできる．その場合には最終的には尿素ができる．

蛋白質はアミノ酸でできた長い鎖である.

アミノ酸がたくさんつながったものが蛋白質である.

▶ **アミノ酸の鎖をペプチドという.**

蛋白質とペプチドとの間には厳密な区別はないが,アミノ酸の数にしておおよそ100個以上を蛋白質,それ以下をペプチドとよんでいるようである.つまり両者は同じものである.

▶ **蛋白質は C,H,O のほか N(窒素)を含んでいる.**

さらに少量の S(イオウ)も含んでいる.蛋白質の成分で糖質や脂質と大きく違う点は窒素を必ず含んでいることである.

▶ **アミノ酸は約 20 種類ほどある.**

この 20 数種類のアミノ酸が数個〜数万個つながったものが**蛋白質**である.

酵素は蛋白質である.

酵素とは身体の中での化学反応を触媒するものである.つまり代謝がうまく行われるように作用しているものである.

身体の主な構成成分も蛋白質である.

細胞の中身は何千種類もの蛋白質の混合溶液と考えてよい.

▶ **細胞は必要な蛋白質をアミノ酸から合成する.**

アミノ酸を決められた順序どおりにつないでいくと蛋白質ができあがる.

▶ **血漿中の蛋白質の大半は肝臓で合成されたものである.**

自分で合成できないアミノ酸を必須アミノ酸という.

▶ **アミノ酸には自分で合成できるものとできないものとがある.**

必須アミノ酸は食事により摂取しなければならない.良質の蛋白質といわれているものはこの必須アミノ酸の含有量が多い.

蛋白質はエネルギー源としても使用できる.

ちょうど石油がプラスチックなどの材料としても利用でき,そのまま燃やして燃料としても利用できるのと同じことである.

▶ **蛋白質を燃料として利用した場合には排気ガスとして尿素ができる.**

アミノ酸の窒素は燃やすことができない.そこで燃えカスとしてアンモニアができる.ただしアンモニアは身体にとって毒なので,肝臓で尿素に変えられ尿素という形で腎臓から尿中に捨てられる.

アミノ酸配列

日本語は約 50 種類の語(五十音)の単純な羅列であるが,何でも表現できる.ただし語の選択や順番には厳密な規定がある.「あし」と「いし」あるいは「イカ」と「カイ」とでは全く意味が違ってくる.同様に蛋白質も 20 数種類のアミノ酸の羅列であるが,そのはたらきには無限の種類と可能性がある.アミノ酸の順番のことをアミノ酸配列という.それぞれの蛋白質のアミノ酸の配列には厳密な規定があり,それは遺伝子によって決められている.つまり遺伝子とはアミノ酸配列を書いた書類ともいえる.

ATP（アデノシン三リン酸）

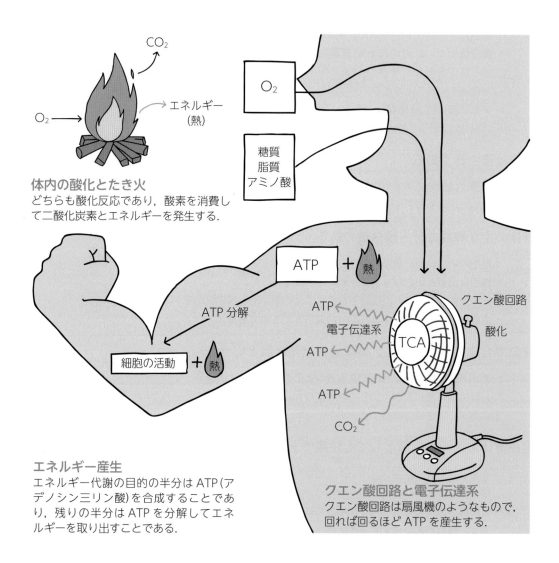

体内の酸化とたき火
どちらも酸化反応であり，酸素を消費して二酸化炭素とエネルギーを発生する．

エネルギー産生
エネルギー代謝の目的の半分は ATP（アデノシン三リン酸）を合成することであり，残りの半分は ATP を分解してエネルギーを取り出すことである．

クエン酸回路と電子伝達系
クエン酸回路は扇風機のようなもので，回れば回るほど ATP を産生する．

クレアチンとクレアチニン

細胞内におけるエネルギー供給体の代表は ATP であるが，筋肉細胞ではクレアチンとリン酸の化合物であるクレアチンリン酸の貯蔵エネルギーを間接的に利用して筋肉の収縮を行っている．このクレアチンはクレアチニンとして尿中に捨てられる．尿中のクレアチニンは腎機能をみるうえでのよい指標となる（→p.172）.

ヒトは身体の中で食物を酸化することによりエネルギーを得ている.

取り出したエネルギーで身体を動かしたり体温を保ったりしている.

▶ **体内の酸化とたき火は基本的には同じ反応である.**

どちらも酸化反応であり, 酸素を消費して二酸化炭素とエネルギーを発生させる.

▶ **糖質を酸化させると熱というエネルギーが取り出せる.**

木を燃やすと熱が発生する. 木はセルロースという糖質でできており, 木を燃やすということは糖質を酸素と化合させる, つまり酸化させるということである.

▶ **酸化に必要な酸素を取り込むことが呼吸である.**

ヒトはなぜ呼吸をしなければならないかというと, それは酸化(つまりエネルギー産生)に酸素が必要だからである.

▶ **糖質を燃やすと二酸化炭素や水ができる.**

糖質は炭素と水素と酸素からできており, 燃えると熱以外に二酸化炭素や水も発生する.

糖質, 脂質, アミノ酸はエネルギー源になる.

▶ **これら 3 つのエネルギー源は代謝により最終的に ATP や熱を産生する.**

三大栄養素(→p.95)といわれるゆえんである. ATP はアデノシン三リン酸の略である.

▶ **生体内において最終的に直接利用可能なエネルギーの形が ATP である.**

細胞が収縮したりモノを取り込んだりできるのは, ATP を分解することにより生じたエネルギーを利用しているからである.

▶ **エネルギー産生には酸素を使う.**

酸素を使うので, エネルギー産生のことを酸化ともいう. つまり糖質, 脂質, アミノ酸は酸素によって ATP や熱に変化していることになる.

▶ **糖質は酸素がなくてもエネルギーを作ることができる.**

一般に ATP 産生には酸素が必要であるが, 糖質だけは例外で全く酸素がなくても少量(1/20 程度)の ATP なら産生することができる. この経路を嫌気的解糖系または単に解糖系という.

▶ **主なエネルギー産生はクエン酸回路とそれにつながる電子伝達系で行われる.**

クエン酸回路(TCA 回路またはクレブス回路ともいう)には電子伝達系とよばれる経路が付随しており, 両者がセットになって ATP を作っている.

▶ **糖質, 脂質, アミノ酸はいずれも最終的にはクエン酸回路に入ってエネルギーになる.**

それぞれの前半の代謝経路は異なっている. 糖質の前半の経路は解糖系であり, 脂肪酸の前半の酸化経路は β 酸化という. 後半の経路はいずれもクエン酸回路と電子伝達系である.

糖質, 脂質, アミノ酸の酸化により水と二酸化炭素が生じる.

▶ **この酸化により生じた水を代謝水という.**

その量は 1 日約 300 mL である. 水分の出納を考える際には, この代謝水も考慮に入れる.

▶ **酸化によって発生した二酸化炭素は呼吸によって捨てられる.**

呼吸は酸素を取り入れるだけでなく二酸化炭素を捨てるはたらきもしているのである.

▶ **細胞も呼吸している.**

酸素や二酸化炭素の出し入れは, 肺でだけでなく 1 個 1 個の細胞レベルでも行われている. つまり細胞表面では酸素を取り込み二酸化炭素を出している. 「呼吸と肺」の項(→p.77)を参照.

物質代謝

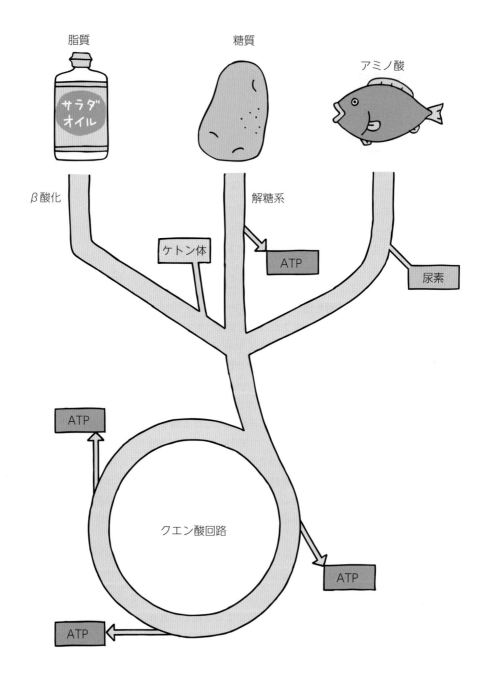

三大栄養素の代謝系路
通常は酸化の方向，つまり ATP を作る方向に動く．しかしどちらの方向にも動くことができる．

糖質は燃えカスを残さない.

- ▶ 糖質は酸化されると完全に二酸化炭素と水になる.
- ▶ 脂質からはケトン体もできる.
  正常ではケトン体も酸化されてしまうが, 糖尿病ではこの酸化がうまくいかず, ケトン体が血中や尿中に増加する.
- ▶ アミノ酸の燃えカスは尿素である.
  直接の燃えカスはアンモニアであるが, アンモニアは肝臓で尿素に変えられ, 最終的には腎臓から尿素という形で尿中に排泄される.

糖質, 脂質, アミノ酸はお互い相手に変身することができる.

たとえば食べ過ぎた米のデンプンは脂肪に変身して皮下に蓄積される.

- ▶ 必須脂肪酸と必須アミノ酸以外は体内で合成できる.
  糖質, 脂質, アミノ酸の代謝過程の後半はいずれもクエン酸回路である. このように代謝の後半には共通の経路をもっているので, 前半の経路を逆に進むと, たとえば糖質から脂質を作ることができる. 例外的に, 一部のアミノ酸や脂肪酸はグルコースになれない.

糖質, 脂質, アミノ酸の中では脂質が最もエネルギー量が多い.

1 g あたりの産生エネルギーは, 脂質 9 kcal, 糖質 4 kcal, 蛋白質 4 kcal である.

- ▶ 貯蔵目的なら脂質が最も効率がよい.
  同じ重量なら脂質が最もエネルギー含有量が多いので, ふつう余分なエネルギーは脂質として脂肪細胞中に蓄えられる. たとえばデンプンをたくさん食べても結局は脂肪として貯蔵されるわけである.

生命維持に必要な最小限のエネルギー消費量を基礎代謝量という.

- ▶ 基礎代謝は眠っている状態ではない.
  基礎代謝量とは安静覚醒時, 具体的には外気温 23℃前後で朝食前の空腹時, 仰臥位で心身ともに安静にした覚醒状態でのエネルギー消費量のことをいう. 日本人成人では, およそ男性 1,400 kcal/日, 女性 1,100 kcal/日程度である.
- ▶ 身体の大きい人のほうが基礎代謝量は大きい.
  基礎代謝量に影響をおよぼすものとして, 性別, 体格, 年齢, 体温, 季節, ホルモン(とくに甲状腺ホルモン), 月経などがある. 女性よりも男性, 脂肪質よりも筋肉質の人, 年齢は若いほう, 体温は高いほうが基礎代謝量は大きい. また, 月経周期により基礎代謝量は変動する.

尿酸と痛風

核酸は細胞の核の成分で, 遺伝子の本体である. この核酸が体外に捨てられるときは代謝によって尿酸という形にされて尿中に捨てられる. この尿酸の化合物(尿酸カルシウムなど)が関節にたまって強烈な痛みをおこしたものが痛風である. 痛む関節は下肢の第 1 趾であることが多い.

肥満

▶BMI＝体重（kg）÷身長（m）^{2}

▶標準体重（kg）＝身長（m）^{2}×22

表1 肥満度分類

BMI（kg/m^2）	判定		WHO 基準
BMI＜18.5	低体重		Underweight
18.5≦BMI＜25	普通体重		Normal range
25≦BMI＜30	肥満（1度）		Pre-obese
30≦BMI＜35	肥満（2度）		Obese class I
35≦BMI＜40	高度肥満	肥満（3度）	Obese class II
40≦BMI		肥満（4度）	Obese class III

（日本肥満学会：肥満症診療ガイドライン2022）

表2 肥満のタイプ

	皮下脂肪型	内臓脂肪型
外観	洋なし型	りんご型
主な脂肪蓄積場所	皮下	腹腔内
ウエスト/ヒップ比	0.8 以下	0.8 以上
よく見られる人	若い女性	中年男性 更年期以降の女性
生活習慣病とのかかわり	小	大
治療への反応	小	大

※この表は両者の対比を示したもので，絶対的なものではない．

洋なし型　　　りんご型

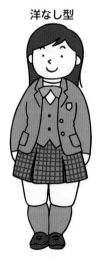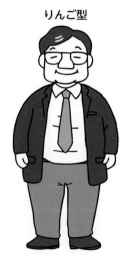

肥満とは身体に脂肪が過剰に蓄積した状態のことをいう.

身体の脂肪組織のことを**体脂肪**という.

▶ **脂肪組織とは脂肪細胞の集団である.**

脂肪細胞は**中性脂肪**の貯蔵庫であり，細胞内に**中性脂肪**を大量に蓄えている.

▶ **小児の肥満は脂肪細胞の数が増える.**

脂肪細胞の**分裂能**は成長期以降は低下するので，成人の場合は脂肪細胞の数は増えず1個1個のサイズが大きくなる．子どもの肥満のほうが治療に反応しにくい.

▶ **脂肪細胞はホルモンを分泌する内分泌細胞でもある.**

食欲を抑制するホルモン(**レプチン**)，動脈硬化を防ぐ生理活性物質(**アディポネクチン**)，インスリンの効果を弱めるホルモンなどを分泌している.

▶ **肥満の判定方法には，BMI，腹囲，皮下脂肪の厚さ，体脂肪率などがある.**

それぞれ一長一短がある．皮下脂肪の厚さは上腕と背中を直接つまんで測定するか，もしくは電気抵抗(インピーダンス)で測定するのが一般的である.

▶ **体脂肪率の基準は男性 15〜18％，女性 20〜25％である.**

体重に占める体脂肪の割合を**体脂肪率**という．体脂肪率は正確に測定するのがむずかしい．上記の数値は成人の一応の基準で，男性25％以上，女性30％以上を肥満と判定するのが一般的である.

BMI の基準値は 22 である.

簡便な肥満度判定方法として，身長と体重から左ページの式で算出する**体格指数**(BMI, body mass index)がよく用いられている.

▶ **BMI による肥満ややせの判定基準が決められている.**

肥満の程度によりいくつかの段階に分けてある．詳細は左ページの表1を参照.

▶ **標準体重は BMI 22 である.**

統計的に BMI 22 の人たちが最も病気にかかりにくかったので，この22が理想だと考え，BMI 22 になる体重を標準体重としている.

▶ **食事療法では標準体重を基本に計算する.**

たとえば糖尿病治療食のエネルギー量は，標準体重に対して体重あたりのエネルギー量を乗じて算出する．現在の体重から計算するのではない.

肥満は皮下脂肪型と内臓脂肪型とに分けられる.

腹部への体脂肪分布が重要である．詳細は左ページの表2を参照.

▶ **皮下脂肪型肥満は皮下，とくに殿部や大腿部に脂肪組織が蓄積したものである.**

▶ **内臓脂肪型肥満は腹腔内に脂肪組織が蓄積したものである.**

腸間膜などを中心に蓄積している．生活習慣病とのかかわりが大きく深刻である.

メタボリック症候群

- -

内臓脂肪型肥満に加え，高血糖，脂質代謝異常，高血圧などをともなう病態をメタボリック症候群という．動脈硬化や糖尿病ひいては虚血性心疾患や脳血管障害などをおこしやすい．内臓脂肪の蓄積は簡易的には腹囲で判定する．一定の診断基準が決められている.

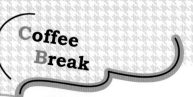

Coffee Break

表 主なビタミン

名称	性質	主な食品	主な欠乏症	備考
ビタミン A	脂溶性	レバー, にんじん	夜盲症, 角膜炎	網膜の成分
ビタミン B$_1$	水溶性	酵母, 胚芽	かっけ, 神経炎	白米には少ない
ビタミン B$_2$	水溶性	酵母, 緑色野菜	舌炎	色は黄色
ビタミン B$_6$	水溶性	麦, レバー	皮膚炎	
ビタミン B$_{12}$	水溶性	レバー	貧血	貧血は悪性貧血
ニコチン酸	水溶性	穀類, レバー	皮膚炎, 舌炎, 下痢	この症状をペラグラという ニコチン酸とニコチンとは別のもの
葉酸 （ようさん）	水溶性	酵母, レバー	貧血	貧血は巨赤芽球性貧血
ビタミン C	水溶性	緑色野菜, 果実	出血（壊血病）	還元作用をもつ. コラーゲン合成に必要
ビタミン D	脂溶性	レバー, 卵黄	くる病	カルシウム代謝を調節
ビタミン E	脂溶性	胚芽, 卵黄	ラットでは不妊症	還元作用をもつ
ビタミン K	脂溶性	なっとう, 緑色野菜	出血	血液凝固に関係, 腸内細菌も合成する

※レバーがいくつかのビタミンを豊富に含んでいるのは，そのビタミンは肝臓（レバー）に貯蔵されているからである.

ダイエット

ダイエット(diet)とは日常の飲食物という意味. これが転じて治療や体重調節などのための規定食や特別食のこととなり，さらには食事療法や食事制限のこととなった. 以上がダイエットという言葉の正しい使い方である. しかし現在の日本では「ウォーキングダイエット」のように減量法や痩身法のことをすべてダイエットといっており，これは全く誤った用語の使用法である.

看護師国家試験既出問題1

不足すると貧血になるのはどれか.
1. ビタミン A
2. ビタミン B$_{12}$
3. ビタミン D
4. ビタミン E

解説 上記の表を参照. ビタミン B$_{12}$ 不足では悪性貧血になる. p.25 も参照.
答え [2]

看護師国家試験既出問題2

メタボリックシンドローム（内臓脂肪症候群）の判定項目に含まれるのはどれか.
1. 体重
2. 胸囲
3. 腹囲
4. 皮下脂肪厚

解説 メタボリック症候群では腹囲で判定する(p.107).
答え [3]

第 7 章

内分泌

内分泌とホルモン

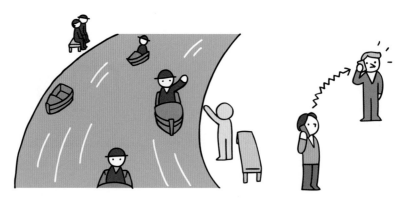

ホルモンの命令は血液(川)を介して全身的にゆっくり伝わり，その効果はしばらく持続する．
神経の命令は神経線維(電話)を介してすばやく伝わるが，その効果はすみやかに消失する．

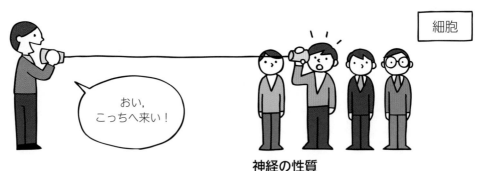

細胞

おい，
こっちへ来い！

神経の性質
神経の命令は特定の人(細胞)にのみ聞こえる．

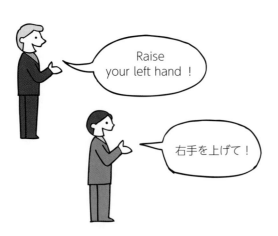

Raise
your left hand！

右手を上げて！

体内の命令の伝達手段

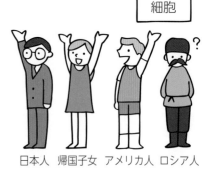

細胞

日本人　帰国子女　アメリカ人　ロシア人

ホルモンの性質
ホルモンの命令はすべての細胞に伝わっているが，その命令の意味を理解できる細胞は限られている．

体内の命令の伝達手段には**ホルモンと神経とがある**.

ヒトの身体は2つの命令系統をもっている. 両者はそれぞれ長所・短所があるので, ホルモンと神経とをうまく使い分けて命令を伝えている.

▶ **ホルモンは血液を介して伝えられる**.

ホルモンは全身に広がり, そして全身的にゆっくり効果を発揮し, その効果はしばらく持続する. それに対し神経は, 神経線維を介して目的の場所だけにすばやく命令を伝え, 効果はすみやかに消失する.

ホルモンとはさまざまな命令を伝えている**血液中の物質である**.

ホルモンは化学物質である.

▶ **ホルモンは内分泌器官から血液中に分泌される**.

内分泌に関しては下のコラムを参照.

▶ **ホルモンは血液によって全身に広がる**.

全身のすべての細胞がホルモンと接触可能である.

▶ **ホルモン濃度は全身同じである**.

一部の例外はあるが, ホルモンは血液中にばらまかれるので血液中のホルモン濃度は原則的には全身どこも同じと考えてよい.

▶ **ある細胞だけがあるホルモンに反応する**.

ホルモン濃度は同じはずなのに, ある細胞だけがあるホルモンに反応する. これはその細胞だけがそのホルモンの命令の意味を理解できるからである. 当然, ホルモンの種類により意味を理解できる細胞は異なってくる. このような反応可能な細胞を標的細胞という.

反対の作用をもつホルモンや類似の作用をもつ**ホルモンもある**.

血糖に関しては, 血糖値を下げるのが**インスリン**である. 逆に血糖値を上げるホルモンには, **グルカゴン**, **アドレナリン**, **糖質コルチコイド**, **甲状腺ホルモン**などがある. これら4者のホルモンの血糖値に関する作用はよく似ていることになるが, 血糖値を上げるに至るまでのしくみはすべて異なっている.

ホルモン分泌量はほかのホルモンにより**調節されることもある**.

逆にいうと, あるホルモンは別なホルモンの分泌量を調整していることがある.

▶ **ホルモン分泌量は神経によっても調節されている**.

内分泌腺にきている自律神経によってもホルモン分泌量は調節されている.

▶ **ホルモン分泌量はほかの因子によっても調節される**.

たとえばインスリンは血糖値によってその分泌量が変化する. このようにホルモン分泌量を決めているのは, 神経やほかのホルモンだけではない.

外分泌と内分泌
- -
唾液や膵液のように分泌液の分泌場所が決まっているものを外分泌という. これに対し, 血液中に分泌するものを内分泌といい, 分泌される物質をホルモンという. ホルモンは血液中に存在するので全身のすべての細胞に対して効果をもつことが可能である.

ホルモンで記憶すること

表 ホルモンの分泌部位と作用

分泌部位	ホルモン名	作用
下垂体後葉	抗利尿ホルモン（ADH）	腎臓での水の再吸収
	オキシトシン	子宮収縮
下垂体前葉	成長ホルモン（GH）	骨の成長
	甲状腺刺激ホルモン（TSH）	甲状腺ホルモンを分泌させる
	副腎皮質刺激ホルモン（ACTH）	副腎皮質ホルモンを分泌させる
	卵胞刺激ホルモン（FSH）	卵胞の発育
	黄体形成ホルモン（LH）	黄体形成
	プロラクチン（PRL）	乳汁分泌
甲状腺	サイロキシン（T$_4$），トリヨードサイロニン（T$_3$）	代謝亢進
副甲状腺	副甲状腺ホルモン（PTH）	血中 Ca 上昇
副腎皮質	コルチゾール	炎症を抑える．血糖値を上げる
	アルドステロン	腎臓での Na 再吸収
副腎髄質	アドレナリン	血圧上昇，心臓刺激
膵臓	インスリン	血糖値を下げる
	グルカゴン	血糖値を上げる
卵巣	エストロゲン	妊娠成立
	プロゲステロン	妊娠維持
精巣（睾丸）	アンドロゲン	男性らしくする

※最低限この表は覚えよう．

飲んで効くホルモンと効かないホルモン

そのホルモンの構造により飲んで効くものと効かないものとがある．ステロイドホルモンと甲状腺ホルモンだけは飲んでも効く．副腎皮質ホルモンと性ホルモンをステロイドホルモンという．ステロイドホルモンと甲状腺ホルモン以外のホルモンは，食べると分解（消化）されてしまい効果はなくなる．したがって，インスリンなどは注射による投与が必要である．

ホルモンの名前

▶ **ホルモンの名前には分泌臓器を冠した名前とそのホルモン固有の名前とがある.**
前者は似た性質をもったいくつかのホルモンの総称である.
〈例〉**甲状腺ホルモン**と**サイロキシン**
甲状腺ホルモンには2種類あり,サイロキシンとトリヨードサイロニンとがある.この2つの
ホルモンの性質は非常によく似ている.

▶ **ホルモン名には略号がある.**
ホルモン名は略号でよぶことが多い.

ホルモンが分泌される場所

ホルモン分泌源として臓器だけでなく,組織や細胞まで覚えなければならないこともある.
〈例〉甲状腺ホルモン:**甲状腺**(臓器)
コルチゾール:**副腎皮質**(臓器+組織)
インスリン:膵臓のランゲルハンス島の**B細胞**(臓器+組織+細胞)

ホルモンの分泌を調節しているもの

▶ **何がホルモンの分泌量を調節しているか.**
ホルモン分泌の調節は別なホルモンによることもあれば,ほかの物質によることもある.
〈例〉甲状腺ホルモンは下垂体前葉から出る**甲状腺刺激ホルモン**により分泌が促進される.

▶ **この場合,甲状腺刺激ホルモンを上位ホルモンという.**
上位ホルモンは社員に対する社長命令のようなものである(→p.116).

▶ **下位ホルモンはフィードバックにより上位ホルモン量を調節している.**
大量の下位ホルモンは上位ホルモン分泌を抑えるように作用する.これをフィードバック(正
確には負のフィードバック)という(→p.116).

ホルモンの作用

▶ **作用する部位と作用の内容**
身体のどこにどのような作用があるかについては左ページを参照.
〈例〉甲状腺ホルモンは全身にきくが,**甲状腺刺激ホルモン**は甲状腺のみにきく.このように上
位ホルモンは,**下位ホルモンの分泌細胞にのみ有効**である.

▶ **ホルモン分泌が過剰なときや不足したときは,理屈どおりの病気になる.**
これはホルモンの作用さえ理解しておけば簡単である.

ホルモンの作用はそのしくみがわかっているものも多い.

このしくみを理解するほうが,作用を丸暗記するよりも役に立つ.
〈例〉グルカゴンは**グリコーゲン**を分解する.その結果,**グルコース(ブドウ糖)**ができ,したがっ
て,**血糖**が上昇する.
このしくみを理解しておくことが必要である.

下垂体後葉

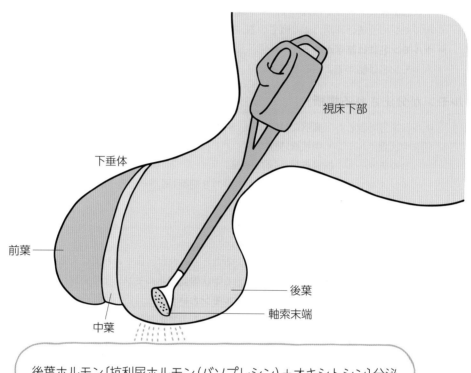

後葉ホルモン〔抗利尿ホルモン(バソプレシン)＋オキシトシン〕分泌

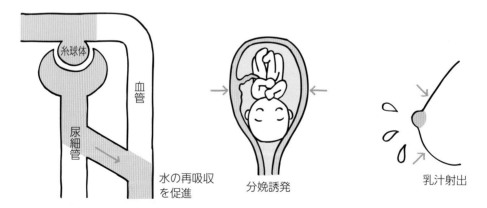

下垂体後葉ホルモン

ニューロンはジョウロのように軸索末端からホルモンを分泌する(→p.175)．下垂体後葉へは視床下部のニューロンの軸索が伸びており，後葉ホルモン(抗利尿ホルモン，オキシトシン)はこの軸索末端から放出される．

下垂体は前葉と後葉とに分けられる.

前葉と後葉との間に中葉というものもあるが, 中葉はヒトではあまり発達していない.
下垂体ホルモンはペプチド(→p.101)であり, ペプチドのホルモンをペプチドホルモンという.
前葉ホルモン, 後葉ホルモンともすべてペプチドホルモンである.

後葉は単なるホルモンの出口である.

後葉には視床下部からニューロンの軸索がきている. 視床下部の細胞で作られた下垂体後葉ホルモンがこの軸索の中を運ばれて後葉で分泌されることになる.

後葉ホルモンには抗利尿ホルモンとオキシトシンとがある.

抗利尿ホルモンは ADH と略す. ADH とオキシトシンの構造はよく似ている.

抗利尿ホルモンは腎臓の尿細管に作用して水の再吸収を促進する.

「抗利尿」とは尿量を減らすことである. すなわち, ADH は尿量を減らし, 体内に水分をためる方向に作用する(→p.165).

▶ **抗利尿ホルモンが不足すると尿量が増える.**

抗利尿ホルモンは尿量を減らすことにより体内の水分量を調節している.

▶ **血液の浸透圧が上昇すると抗利尿ホルモンの分泌が増加する.**

逆に血液の浸透圧が下がると分泌は減少する.

▶ **抗利尿ホルモンは別名バソプレシンともいう.**

抗利尿ホルモン, ADH, バソプレシンの 3 者は同じホルモンのことである. ADH は大量では血管収縮作用もあるので, バソプレシンという名がつけられた. しかし, 血管に対する作用は弱く, 抗利尿ホルモンの本来の作用は腎臓における水の再吸収促進である.

オキシトシンは子宮を収縮させる.

妊娠末期の子宮の平滑筋の収縮を促進する.

▶ **オキシトシンは分娩誘発に使われる.**

オキシトシン製剤は陣痛を強め分娩を促進する.

▶ **オキシトシンは乳汁をしぼり出す.**

オキシトシンは乳腺の平滑筋を収縮させ, その結果, たまっていた乳汁を射出させる. 乳汁の産生量を増やすのは**プロラクチン**であり, オキシトシンではない.

尿崩症

抗利尿ホルモンが不足すると水の再吸収量が減り, その結果尿量が増える. これを尿崩症といい, はなはだしいときは 1 日の尿量が 10 L 以上にもなる. 脳腫瘍や脳の手術後に発症することが多いが, 原因不明のこともある. 患者は, お茶などではなく冷たい水を好み, ヤカンのような水を入れた大きな容器をベッドサイドに置いていることが多い.

下垂体前葉

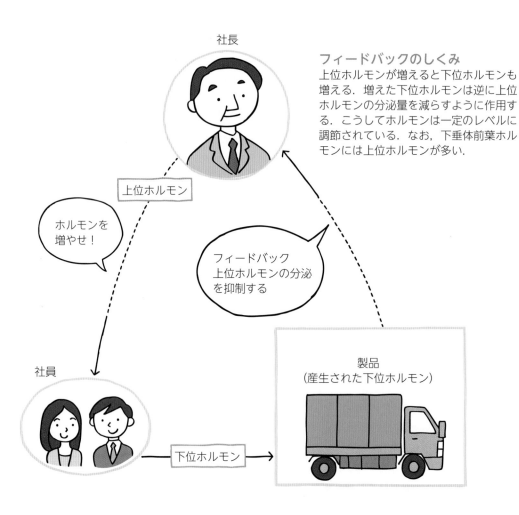

社長

上位ホルモン

ホルモンを
増やせ！

フィードバック
上位ホルモンの分泌
を抑制する

社員

下位ホルモン

製品
（産生された下位ホルモン）

フィードバックのしくみ
上位ホルモンが増えると下位ホルモンも
増える．増えた下位ホルモンは逆に上位
ホルモンの分泌量を減らすように作用す
る．こうしてホルモンは一定のレベルに
調節されている．なお，下垂体前葉ホル
モンには上位ホルモンが多い．

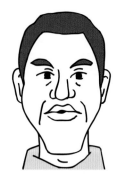
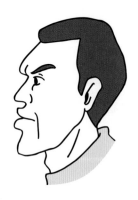

末端肥大症の顔貌
非常に特徴ある顔貌になる．ひたい，鼻，
口唇，顎などの軟部組織がとくに突出し，
四肢末端も肥大してくる．

◤ 下垂体前葉は上位ホルモンの集団である．

下垂体前葉のホルモンには 6 種類あり，これらはほかの内分泌腺に作用してそこのホルモンを分泌させる上位ホルモンである．

▶ **いずれのホルモンも視床下部から出るホルモンによって分泌量が調節されている．**
つまり，さらに上位のホルモンがあるのである．視床下部ホルモンには 10 種類以上あり，それぞれがどれかの前葉ホルモンの分泌量を増やしたり逆に減らしたりしている．

▶ **視床下部から血管内に出たホルモンはそのまま下垂体に到着する．**
視床下部と下垂体の血管は直接つながっており，視床下部ホルモンは全身をめぐる前に効率よく下垂体で効果を発揮する．

▶ **甲状腺刺激ホルモン(TSH)は甲状腺に作用して甲状腺ホルモンを分泌させる．**
TSH の量に比例して甲状腺から甲状腺ホルモンが出る．

▶ **副腎皮質刺激ホルモン(ACTH)は副腎皮質に作用して副腎皮質ホルモンを分泌させる．**
ACTH の量に比例して副腎皮質から副腎皮質ホルモンが出る．

▶ **卵胞刺激ホルモン(FSH)は卵巣に作用して卵胞の発育を促進する．**
男性では精巣に作用して精子の形成を促進する．

▶ **黄体形成ホルモン(LH)は卵巣に作用して黄体形成を促進する．**
男性では精巣に作用して男性ホルモンの分泌を促進する．黄体化ホルモンともいう．

▶ **排卵や女性ホルモンの分泌などは FSH と LH との共同作用である．**

▶ **FSH と LH などをまとめてゴナドトロピン(性腺刺激ホルモン)という．**
ゴナドトロピンとは性腺を活発にさせるホルモンのことである．

▶ **プロラクチンは乳腺に作用して乳汁分泌を促進する．**
プロラクチンは乳汁の産生量を増やす．黄体にも作用して黄体ホルモンを分泌させるため，別名黄体刺激ホルモンともいう．

◤ 成長ホルモン(GH)は骨の成長を促す．

成長ホルモンは肝臓に作用して，肝臓から**インスリン様成長因子Ⅰ(IGF-Ⅰ)**というペプチドホルモンの分泌を亢進させ，IGF-Ⅰが骨の成長を促進する．

▶ **小児期に成長ホルモンが過剰になると巨人症になる．**
巨人症では身長が 2 m を超えることもまれではない．

▶ **小児期に成長ホルモンが不足すると低身長症になる．**
このような低身長症は身長が伸びないだけで均整はとれており，知能や生殖機能などは正常である．

▶ **成人で成長ホルモンが過剰になると末端肥大症になる．**
末端肥大症と巨人症に関しては p.128 を参照．成人で成長ホルモンが不足しても大きな異常はおこらない．

▶ **成長ホルモンは血糖を上げる．**
成長ホルモンは蛋白質合成を促進させる作用もあり，血糖も上昇させる(→p.122)．つまり，成長ホルモン分泌亢進で尿糖が出ることがある．

甲状腺，副甲状腺

甲状腺機能亢進症

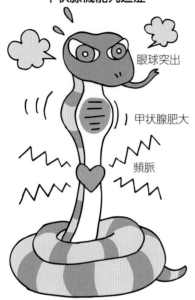

眼球突出

甲状腺肥大

頻脈

甲状腺機能低下症

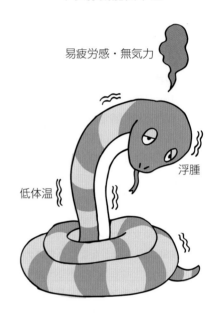

易疲労感・無気力

浮腫

低体温

甲状腺機能異常の特徴
甲状腺機能亢進症（バセドウ病）では眼球突出，甲状腺腫大，頻脈などが見られる．この頻脈は代謝がさかんになったせいである．また，甲状腺機能低下症では全身の代謝が低下し，冬眠のような状態になる．

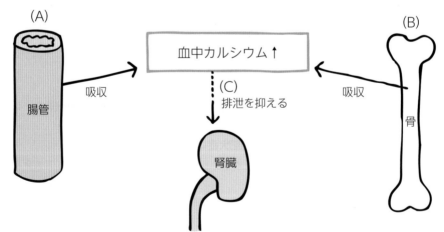

(A)

血中カルシウム↑

(B)

吸収

(C) 排泄を抑える

吸収

腸管

腎臓

骨

副甲状腺ホルモン（PTH）の作用
PTHは血中カルシウムを上昇させるようにはたらく．そのため(A)腸からのカルシウム吸収促進，(B)骨からのカルシウム動員，(C)尿へのカルシウム排泄抑制などの作用がある．PTHが過剰になると，(B)の作用で骨がもろくなる．

◀ 甲状腺からは甲状腺ホルモンが分泌される.

▶ **甲状腺ホルモンにはサイロキシン(T₄)とトリヨードサイロニン(T₃)がある.**
サイロキシンは T_4, トリヨードサイロニンは T_3 と略す.

▶ **甲状腺ホルモンはヨウ素(I)を含む.**
T_4 はヨウ素を 4 個, T_3 は 3 個含む. T_4 と T_3 の効果の性質は同じだが, T_3 のほうが作用が強い.

◀ 甲状腺ホルモンは TSH により分泌が促進されている.

甲状腺ホルモンにとって TSH は上位ホルモンにあたる.

◀ 甲状腺ホルモンは全身の細胞に作用してその代謝を活発にする.

甲状腺ホルモンは全身すべての細胞に対して効果をもつ.

▶ **甲状腺ホルモンは基礎代謝を亢進させる.**
基礎代謝に関しては第 6 章「代謝」の項を参照(→p.105).

◀ 甲状腺ホルモンの分泌過剰を甲状腺機能亢進症という.

初学者は甲状腺機能亢進症とバセドウ病とはほぼイコールと考えてよい.

▶ **甲状腺機能亢進症では全身の代謝が活発化した状態となる.**
症状の詳細は左図を参照.

▶ **甲状腺機能低下症では全身の代謝が低下した状態となる.**
成人の甲状腺機能低下症を粘液水腫, 小児の甲状腺機能低下症をクレチン症という.

▶ **クレチン症では知能発育障害をきたすので, 乳児全員の検査が行われている.**
甲状腺ホルモンは経口投与可能なので, 甲状腺機能低下症の治療は甲状腺ホルモンを飲ませることである. なお, 全員をとりあえず検査することをスクリーニングという.

◀ 甲状腺からはカルシトニンも分泌されている.

カルシトニンとサイロキシンはともに甲状腺から分泌されるが, 両者は全く別なホルモンである. 甲状腺には 2 種類の内分泌細胞があり, 一方の細胞が T_3 と T_4 を分泌しており, 他方の細胞がカルシトニンを分泌している.

▶ **カルシトニンは血中カルシウム濃度を下げる.**
血中カルシウム濃度に対してカルシトニンと副甲状腺ホルモンとは正反対の作用がある. ただし, ヒトではカルシトニンの作用はそれほど強くない.

◀ 副甲状腺からは副甲状腺ホルモンが分泌されている.

副甲状腺は甲状腺に隣接した 4 個の米粒大の内分泌器官である.

▶ **副甲状腺ホルモンは別名, 上皮小体ホルモン, パラトルモン, PTH という.**
副甲状腺のことを別名, 上皮小体ともいう.

▶ **副甲状腺ホルモンは血中カルシウム濃度を上昇させる.**
血中カルシウム濃度を上昇させるために骨からカルシウムを抜きとり, それを血中に移動させるので, 副甲状腺ホルモンの過剰では骨がもろくなる. 尿中のカルシウム濃度も上昇するので, 尿路結石もできやすくなる.

副腎

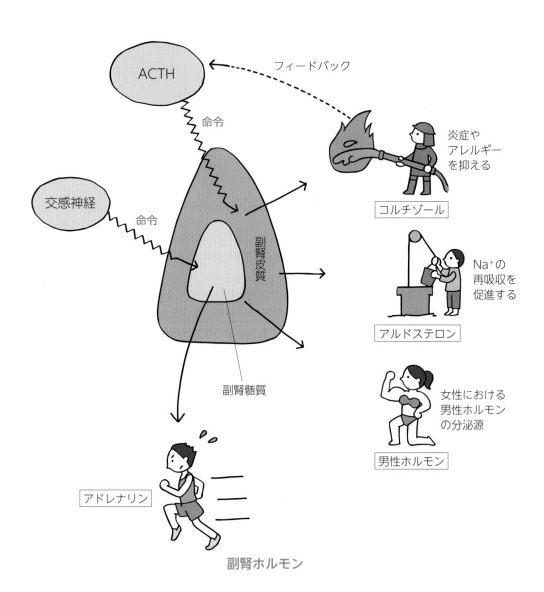

ACTH

フィードバック

命令

交感神経

命令

副腎皮質

副腎髄質

炎症や
アレルギー
を抑える

コルチゾール

Na^+の
再吸収を
促進する

アルドステロン

女性における
男性ホルモン
の分泌源

男性ホルモン

アドレナリン

副腎ホルモン

アドレナリンとエピネフリン

アドレナリンは日本人（高峰譲吉）により発見・命名されたホルモンである．このホルモンをアメリカではエピネフリンとよんでいる．わが国では 2006 年から，日本薬局方でアドレナリンを薬品名として正式に採用している．私たちはエピネフリンではなくアドレナリンというべきである．

◤ 副腎は皮質と髄質とに分けられる．

皮質と髄質とは全く異なった別の組織である．

◤ 副腎皮質からは 3 種類のステロイドホルモンが分泌される．

ステロイドホルモンとはコレステロールによく似た構造をした脂質のホルモンの総称であり，コルチコイドともいう．

▶ **3 種類のステロイドホルモンとは糖質コルチコイド，鉱質コルチコイド，性ホルモンである．**

いずれもホルモンの総称である．糖質コルチコイドはグルココルチコイドともいい，その代表はコルチゾールである．鉱質コルチコイドはミネラルコルチコイドあるいは電解質コルチコイドともいい，その代表はアルドステロンである．

◤ 糖質コルチコイドは炎症やアレルギーを抑える．

糖質コルチコイドは免疫反応を抑える目的でよく用いられている．

▶ **一般にステロイド剤といえば糖質コルチコイド薬のことである．**

糖質コルチコイド製剤は SLE（→p.48），関節リウマチ，気管支喘息，臓器移植後，皮膚の湿疹などの治療薬としてよく使われている．

▶ **糖質コルチコイドは血糖値を上げる．**

糖質コルチコイドは蛋白質や脂質を分解して糖に作り変える．これを糖新生といい，結果的に血糖値が上がる（→p.105）．このような作用があるので糖質コルチコイドという名前がついた．

◤ 鉱質コルチコイドは尿細管でのナトリウムの再吸収を促進する．

ナトリウムは水をともなって移動するので，その結果，体内に水分が貯留する（→p.165）．つまり，鉱質コルチコイドは電解質や体液の代謝を調節しているのである．

◤ 副腎皮質からは男性ホルモンも出る．

女性における男性ホルモンの主な分泌源は副腎皮質である．これに比べ量は少ないが，男性における女性ホルモンの分泌源も副腎皮質である．

◤ 副腎皮質ホルモンは ACTH によって分泌が促進される．

ACTH が減少すると副腎皮質は萎縮してしまう．

▶ **糖質コルチコイドは ACTH の分泌を減少させる．**

これはフィードバック（→p.116）によるものである．ステロイド剤の大量投与でも同様なことが生じ，ACTH の分泌は減少し副腎は萎縮してしまう．

◤ 副腎髄質からはアドレナリンが出る．

▶ **交感神経刺激により副腎髄質からアドレナリンが分泌される．**

髄質細胞は交感神経ニューロンが内分泌細胞に変身したものと考えてよい．

▶ **アドレナリンは交感神経興奮とほぼ同じ作用がある．**

アドレナリンとノルアドレナリンとは似たような作用をもっているからである．交感神経の作用については「自律神経の機能」の項（→p.180）を参照．

膵臓

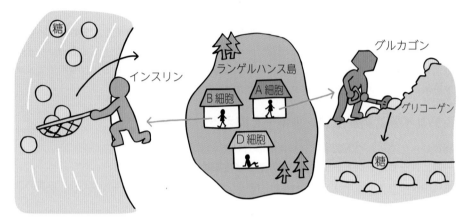

血中のグルコース(ブドウ糖)が増えると，
B細胞からインスリンが分泌される．

血中のグルコースが減ると，
A細胞からグルカゴンが分泌される．

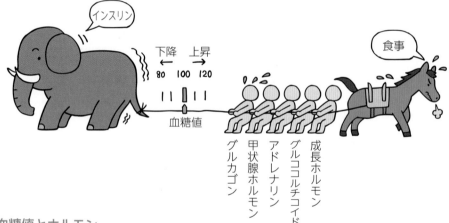

血糖値とホルモン
血糖値を下げる方向にはたらくホルモンはインスリンだけである．逆に血糖値を上げるホルモンはいくつかあり，これらのバランスで血糖値は常にほぼ一定に調節されている．

糖尿病

インスリンが必要量に足りない状態を糖尿病という．糖尿病の症状は全身的に出現し，血管や神経の障害が強く，免疫機能も落ちる．そのため動脈硬化，腎不全，眼底出血，肺炎などになりやすい．治療は食事療法・運動療法に加え，インスリン量が絶対的に不足している人に対してはインスリンの注射が必要となる．糖尿病以外でも血糖値が上昇したり尿糖が出たりすることはよくある．なお，糖尿病はよくDMと略してよばれる．

◀ インスリンは膵臓のランゲルハンス島の B 細胞から分泌される.

▶ **膵臓の内分泌腺の集団をランゲルハンス島という.**
膵臓では外分泌腺の中に内分泌腺の集団が点状に存在する(→p.111, 147). この細胞集団がランゲルハンス島である.

▶ **ランゲルハンス島の細胞は, A 細胞, B 細胞, D 細胞に分けられる.**
これらは α 細胞, β 細胞, δ 細胞ということもある. インスリンを分泌するのは B 細胞である.

▶ **グルカゴンを分泌するのは A 細胞である.**
D 細胞からはまた別のホルモンが出ている.

◀ インスリンは血糖値を下げる.

血糖値を下げるホルモンはインスリン 1 つだけである. 逆に血糖値を上げるホルモンはいくつもある. インスリンは血中のグルコース(ブドウ糖)を細胞内に移動させ, その消費を亢進させることにより血糖値を下げている.

▶ **インスリンが過剰になると低血糖になる.**
糖尿病の治療中に低血糖になることがある. 低血糖では昏睡におちいり, 死亡することもある.

▶ **インスリンが不足すると血糖値が上昇する.**
血糖値を上げるホルモンが過剰になってもやはり血糖値は上昇する.

◀ 血糖値が上昇するとインスリンの分泌量は増える.

▶ **インスリン分泌量は血糖値により調節されている.**
B 細胞は血糖値を感知できる. インスリン分泌を促すホルモンも存在する.

▶ **食後はインスリン分泌量が増える.**
食事により血糖値が上昇し, それを抑制しようとしてインスリンが分泌される.

◀ インスリンが不足した状態が糖尿病である.

血糖値の基準値は約 100 mg/dL である. 通常は糖尿病では血糖値が高く尿糖が出る.

▶ **血糖値を上げるホルモンが過剰になってもやはり尿糖が出る.**
インスリンの作用不足にもとづかない高血糖は糖尿病とはいわない.

▶ **血糖値が上がりさえすれば自動的に尿糖が出る.**
血糖値が約 170 mg/dL 以上になると, そのオーバーした分は自動的に尿中にもれてくる. 血糖値と尿糖との関係は「尿細管」の項(→p.164)を参照.

◀ グルカゴンは血糖値を上昇させる.

グルカゴンはランゲルハンス島の A 細胞から分泌される. 血糖値に関してはインスリンとグルカゴンとは正反対の作用をもっている.

▶ **グルカゴンは肝臓のグリコーゲンを分解する.**
グリコーゲンの分解によりできたグルコースが血中に出て血糖値が上昇する, と考えるとわかりやすい. ちなみにインスリンは血糖値を下げ, グリコーゲンを合成する.

性ホルモン

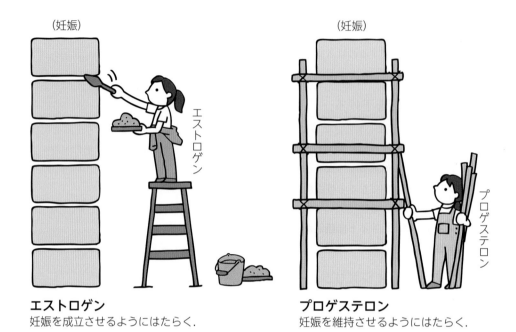

（妊娠）

エストロゲン

エストロゲン
妊娠を成立させるようにはたらく．

（妊娠）

プロゲステロン

プロゲステロン
妊娠を維持させるようにはたらく．

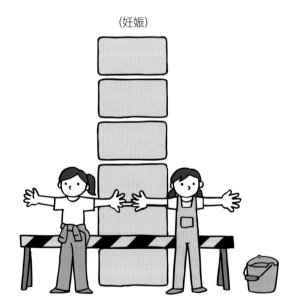

（妊娠）

エストロゲンとプロゲステロンの作用
エストロゲンは妊娠の成立に，プロゲステロンは妊娠
を維持するようにはたらく．つまり妊娠は両者の共同
作用によって行われる．

◀◀ 女性ホルモンにはエストロゲンとプロゲステロンとがある．

> ▶ **エストロゲンは卵胞ホルモン，プロゲステロンは黄体ホルモン**ともいう．
> 両者はホルモンの総称である．いずれもステロイドホルモンであり，卵巣から分泌される．

> ▶ **エストロゲンは卵胞から分泌され，プロゲステロンは黄体から分泌される．**
> いずれも FSH と LH（→p.117）との共同作用によって分泌が調節されている．

> ▶ **生殖機能はエストロゲンとプロゲステロンとの共同作用である．**
> 生殖に関するさまざまな変化には，エストロゲンとプロゲステロンの両方とも関与していることが多い．しかしあえて作用を分けるなら以下のようになる．

◀◀ エストロゲンは妊娠を成立させるようにはたらく．

> ▶ **エストロゲンは二次性徴を促す．**
> 妊娠を成立させるためである．二次性徴とは，思春期に女性は女性らしく，男性は男性らしく変化していくことである．

> ▶ **エストロゲンは卵胞の発育を促す．**
> 卵胞は排卵に向けて変化していく．

> ▶ **エストロゲンは子宮内膜を増殖させる．**
> その結果，子宮内膜は厚くなる（→p.126）．

◀◀ プロゲステロンは妊娠を維持させるようにはたらく．

> ▶ **プロゲステロン分泌は排卵後，急に増加する．**
> エストロゲンで厚くなった子宮内膜を受精卵がうまく着床しやすいように変化させる．

> ▶ **プロゲステロンは基礎体温を上昇させる．**
> プロゲステロンは体温中枢に対する効果もある（→p.133）．

> ▶ **プロゲステロンは排卵を抑制する．**
> したがって，妊娠中は排卵はおこらない．経口避妊薬はこの原理を利用している．

◀◀ アンドロゲンは精巣から分泌される．

> 男性ホルモンのことをアンドロゲンという．女性でのアンドロゲンの分泌源は副腎皮質（→p.121）である．なお，精巣は睾丸ともいう．

> ▶ **アンドロゲンは男性性器を発育させる．**
> 男性の二次性徴はアンドロゲン増加のせいである．

> ▶ **アンドロゲンは性欲を高める．**
> これは中枢神経に対する作用である．

> ▶ **アンドロゲンは蛋白質合成を促進する．**
> 筋肉の発育が促進され筋肉質の身体になる．

蛋白同化ホルモンとドーピング

アンドロゲンの中で，とくに蛋白質合成の作用の強いものを蛋白同化ホルモンという．これを使用すると手っ取り早く筋肉をつけることができるので，スポーツ選手の中に使用した者がいて問題になった．これはドーピングであり，一般の競技では禁止されている．

生殖

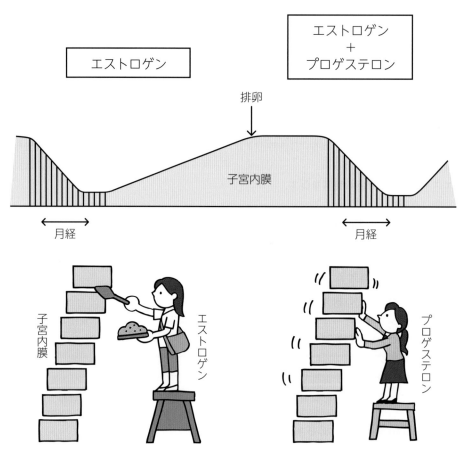

エストロゲン

エストロゲン
＋
プロゲステロン

排卵

子宮内膜

月経　　　　月経

子宮内膜　　エストロゲン

子宮内膜を積んでいくのがエストロゲン

プロゲステロン

積んだ子宮内膜をささえるのがプロゲステロン

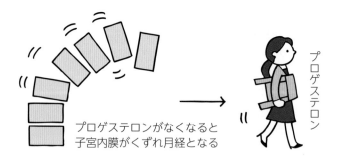

プロゲステロンがなくなると
子宮内膜がくずれ月経となる

プロゲステロン

子宮周期
エストロゲンは子宮内膜を厚くする．プロゲステロンはこの厚くなった子宮内膜を維持
する．プロゲステロンが減少すると厚くなった子宮内膜ははげ落ちて月経となる．

◀ **精子は精巣で作られる.**

勃起した陰茎から精子は精液とともに射精される.

◀ **受精は卵管内で行われる.**

精子は数十分で卵管に到達する. 卵子の寿命は排卵後数時間である.

◀ **排卵まではエストロゲンが多く，排卵後はプロゲステロンが多くなる.**

排卵まで卵胞は成熟し子宮内膜は厚くなる.

▶ **黄体は2週間しか持続しない.**

排卵後2週間たつと黄体は萎縮しプロゲステロンが低下するため，厚くなった子宮内膜は維持できずはげ落ちてしまう. これが月経である.

▶ **排卵2週間後に月経が始まる.**

黄体は2週間しか持続できないからである.

▶ **女性では性周期がある.**

女性ではこのようにホルモンや子宮内膜が周期的に変化している.

◀ **受精卵は子宮に着床し，その部分に胎盤を作る.**

▶ **できたての胎盤はゴナドトロピンを分泌する.**

これを HCG(ヒト絨毛性ゴナドトロピン)という. 血液中の HCG は尿に出てくるため，尿中の HCG の有無が妊娠の判定に利用されている.

▶ **HCG により卵巣の黄体はプロゲステロンを分泌し続ける.**

HCG には LH と同じ作用がある. こうして黄体の機能は持続し，妊娠が維持される.

▶ **妊娠中期以降は胎盤からエストロゲンもプロゲステロンも大量に分泌される.**

胎盤は妊娠中期に完成し，こうなるともう黄体は必要ない.

◀ **乳児が乳首を吸うとオキシトシンが分泌され乳汁が出る.**

同時にプロラクチンも分泌され乳汁が多量に産生される.

▶ **授乳中は排卵がおこらない.**

プロラクチンが FSH などの分泌を抑制するからと考えられている. そのため授乳中は無月経であり，妊娠しにくい.

経口避妊薬

経口避妊薬(ピル)はエストロゲンとプロゲステロンとを含む. これを飲むとフィードバックによりゴナドトロピンが抑制されて排卵がおこらない. つまり，中枢神経は妊娠していると勘違いしているのである. ピルは 21 日間飲み続ける. 22 日めから休薬すると子宮は厚くなった内膜を維持できず月経が始まる.

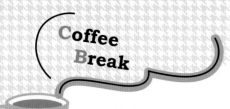

Coffee **B**reak

末端肥大症と巨人症

骨の成長は骨端部で行われており，ここが閉鎖する前は骨は長く伸びるが，閉鎖後はもう骨は伸びない．成長ホルモンが骨端閉鎖前つまり子どものときにたくさん分泌されると，骨がどんどん長くなって身長が伸び巨人症になる．骨端閉鎖後つまり成人になってから成長ホルモンがたくさん分泌されると身長はもうそれほど伸びずにその分末端部（顎，舌，四肢先端など）が肥大し独特の顔つきになる（→p.116）．しかし両者の区別は厳密ではなく，しかも思春期での発病が多いので，背も高くかつ末端も肥大していることが多い．

消化管ホルモン

消化管もガストリン（→p.145），セクレチン（→p.147），CCK（→p.158）をはじめ，種々のホルモンを分泌している．しかもこれらのホルモンのほとんどは消化器自身に作用している．ホルモンの名称第1号はセクレチンである．

サイトカイン

リンパ球などの免疫担当細胞同士の情報交換は，その細胞が情報伝達物質を分泌することにより行っている．この情報伝達物質をサイトカインという．たくさんの種類があるので，その正体がわかったものについてはインターロイキン1，2，3，…と番号をつけて再整理しているところである．p.43も参照.

看護師国家試験既出問題1

体の変化とそれによって増加するホルモンとの組合せで正しいのはどれか．
1. 血糖値の上昇 ——————— グルカゴン
2. 血清カリウム値の低下 ———— アルドステロン
3. 血清コレステロール値の上昇 —— 甲状腺ホルモン
4. 血清カルシウム値の低下 ——— 副甲状腺ホルモン

解説 1. 血糖値の上昇でグルカゴンは低下する（p.123）．2. 血清カリウム値が低下するとアルドステロンは低下する（p.121）．3. 血清コレステロール値は甲状腺ホルモン量にはあまり影響をおよぼさない．4. 正しい（p.119）
答え [4]

看護師国家試験既出問題2

初経を発来させるホルモンはどれか．
1. 卵胞ホルモン
2. 抗利尿ホルモン
3. 副腎皮質ホルモン
4. 甲状腺刺激ホルモン

解説 排卵に関与するのは選択肢の中ではエストロゲンのみ（p.127）
答え [1]

熱の産生と放散

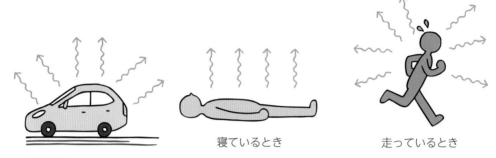

寝ているとき　　　　走っているとき

熱産生
車が走るときは同時に熱も出している.
ヒトも同様で常に熱を体外に放散しており，その熱量は走っているときのほうが大きい.

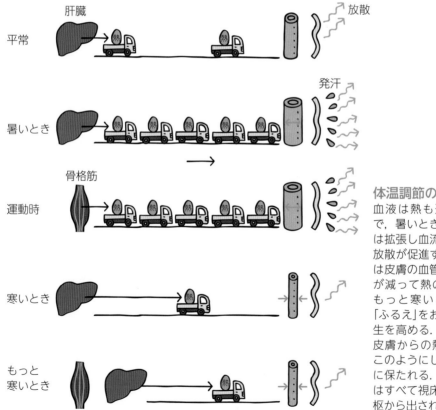

体温調節のしくみ
血液は熱も運んでいるので，暑いときは皮膚の血管は拡張し血流が増えて熱の放散が促進する. 寒いときは皮膚の血管は収縮し血流が減って熱の放散を防ぐ. もっと寒いときはさらに「ふるえ」をおこし，熱の産生を高める. また，発汗も皮膚からの熱放散を促す. このようにして体温は一定に保たれる. これらの命令はすべて視床下部の体温中枢から出される.

細胞がはたらくと熱を産生する.

細胞は三大栄養素(糖質, 脂質, 蛋白質)を燃やして生活をしている.

▶ **細胞で代謝が行われると必ず熱も発生する.**

細胞が何か仕事をすると, そのとき大なり小なり必ず熱を発生する.

▶ **代謝の盛んな細胞や臓器ほど熱の産生量も大きい.**

内臓では肝臓, 腎臓, 心臓などが熱の発生量が大きい. 逆に代謝のあまり盛んでない組織(骨, 皮膚など)は熱の産生量は少ない.

▶ **食事をすると温かくなる.**

食物自体の熱(温かいスープなど)もあるが, 食事後は消化器のはたらきが活発になり消化器自身から, さらには全身からの**熱産生**が増加する.

▶ **蛋白質を食べるととくに身体が温かくなる.**

理由は不明だが, 同じエネルギー量でも蛋白質は糖や脂質よりも食後の発熱量が大きい.

骨格筋は最大の熱産生器官である.

▶ **骨格筋は収縮にともない熱を発生する.**

運動すると暑くなるのは骨格筋が仕事(この場合は収縮)をして熱を発生しているからである. 骨格筋はヒトの身体の中で総重量は最も大きく熱産生量が最大である.

▶ **寒くなるとふるえがくる.**

ふるえは**骨格筋**の断続した細かい収縮である. つまりふるえることは運動していることと同じことであり, 骨格筋が熱を作っているのである.

熱は体外に放散していく.

▶ **熱は皮膚から放散する.**

熱は皮膚から空気中へ逃げる. 環境温が低ければ低いほどこの放散量は多い. 入浴など環境温が体温より高ければ逆に熱は体内に入ってくる. 熱放散の機序には, 輻射, 対流, 伝導などがある.

▶ **汗をかくと体温は下がる**(→p.137).

汗は体内の熱を体外に捨てるだけでなく, さらに, 蒸発するとき大量の熱をうばう.

▶ **熱は肺からも放散する.**

呼気も熱をもっている. この放散量はヒトではそう多くないが, イヌではきわめて多い.

▶ **血流の多い所ほど多量の熱が運ばれている.**

熱は血液によって運ばれる. 一般に皮膚は血流が多い部位ほど皮膚温が高い. 同じ皮膚の部位でも血流が多くなると皮膚温は上昇する.

体温は熱の産生量と放散量とによって決まる.

▶ **暑いときは熱の放散量を増やす.**

暑いときは皮膚の血管は拡張し汗もかいて熱の放散を促進させる.

▶ **寒いときには皮膚の血管は収縮し熱の放散を防ぐ.**

体温を一定に保つために, もっと寒いときはさらに「ふるえ」をおこし, 熱の産生を高める.

▶ **熱の放散が不十分であると体温は上昇する.**

体温測定と体温の変動

核心温度と体温測定部位

体温の生理的変動
体温を測定する場合，右図
に示した生理的変動を考慮
しなければならない.

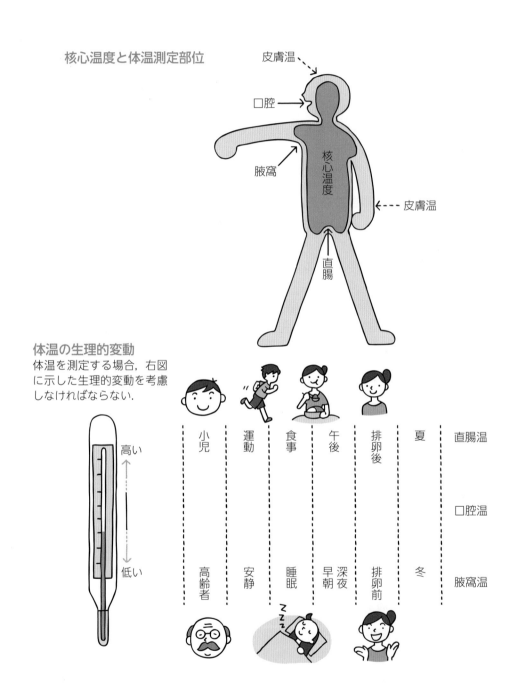

						直腸温
小児	運動	食事	午後	排卵後	夏	
						口腔温
高齢者	安静	睡眠	深夜早朝	排卵前	冬	腋窩温

体温は身体の部位や測定時期によって異なる.

▶ **温度は身体の中心部ほど高く，表面ほど低い.**

体温の正確な定義は身体の中心部の温度のことであり，これを核心温度という．しかし，核心温度はそう簡単には測定できないのでほかの部位の温度を測定することで代用している．

▶ **体温は個人差が大きい.**

同じ性，年齢，体格の人でも個人差が大きい．また，季節によっても変動する．

▶ **体温は小児では高く，高齢者では低い.**

体温は年齢によっても変化する．新生児が最も高く，加齢とともに低下する．

▶ **体温は同じ安静時でも時期により変動している.**

詳しくは以下に説明する．

臨床的には腋窩温，口腔温，直腸温を体温としている.

これらは正確な核心温度というわけではないが，測定が容易なので臨床的にはこれらの温度を体温として用いている．皮膚温を測定することもあるが，正確性には乏しい．

▶ **直腸温，口腔温は腋窩温より少し高い.**

直腸温のほうが腋窩温より核心温度に近い．口腔温はこの中間で，直腸温＞口腔温＞腋窩温の順番である．これらにはそれぞれ 0.2℃程度の差がある．口腔温は舌下で測るので，舌下温ともいう．皮膚温は赤外線を用いて間接的に推定した温度であり，核心温度よりかなり低い．

皮膚温は皮膚血流量に比例する.

▶ **皮膚の血管が拡張すると皮膚温は上がる.**

血管が開くと血流量が増加し，皮膚温は上がる．暑いときは血管が開き熱を皮膚から逃がそうとする．皮膚では血流量を増やすために動脈と静脈とが毛細血管を介さずに直接吻合している．

▶ **寒いと皮膚の血管は収縮する.**

寒冷時には体温を逃がさないほうがよいので，皮膚の血管は収縮して皮膚の血流量は低下する．その結果，皮膚は冷たくなり，はなはだしいときは凍傷になる．

体温は時刻によって変わる.

▶ **体温は朝は低く，夕方は高い.**

1 日のうちの体温の変化を日内変動という．日内変動の幅は 1℃弱である．体温は日内変動をするので，毎日の体温測定は時刻を決めて行う必要がある．

▶ **体温は性周期にともなって変動する.**

プロゲステロン(黄体ホルモン)には体温**上昇**作用があるので，成人女性では卵巣から分泌されるプロゲステロンの量によって体温は変動する．

▶ **排卵後の体温は上昇する.**

排卵後は卵巣からプロゲステロンが分泌され体温が上昇する．妊娠するとプロゲステロン分泌が続くので，体温は上昇したままである．

▶ **早朝覚醒時の口腔温を基礎体温という.**

「正常な安眠」をとって覚醒した直後の起床前の口腔温を基礎体温(BBT と略す)という．基礎体温はプロゲステロンの影響を受け卵巣機能を反映しているため，産婦人科領域での重要な検査項目である．また，不妊治療や避妊の参考にもなる．

体温中枢と発熱

細菌感染時の体温の変化

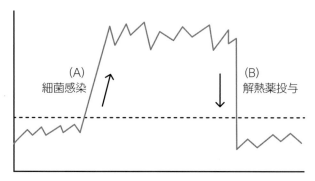

(A) 細菌感染

(B) 解熱薬投与

体温中枢のはたらき
体温を決定しているのは体温中枢である.

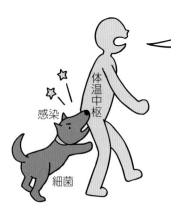

体温中枢

感染

細菌

> 体温を平熱から 40℃に変更せよ!

(A) 細菌感染
体温は 40℃になろうとするのに命令直後は平熱の 36℃しかなく，命令された温度より低い．だから寒いと感じ悪寒が生じる.

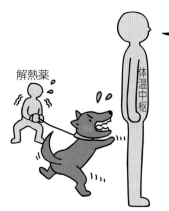

解熱薬

体温中枢

> 体温を 40℃から平熱に下げよ!

(B) 解熱薬投与
解熱薬は体温 40℃という命令をキャンセルし，平熱の命令に変える．体温は 36℃になろうとするのに命令直後は 40℃もあり，命令された平熱の温度より高い．だから暑いと感じ汗が出る.

体温が上がると代謝が増す.

代謝速度と温度は比例する.

▶ **基礎代謝が増すと体温も上昇する.**

両者は表裏一体の関係にあり，体温が上がるから基礎代謝が増すともいえる．したがって，甲状腺機能亢進症(バセドウ病のこと，→p.119)のような基礎代謝が亢進する病気では体温は上昇する．

体温は体温中枢が決定する.

体温中枢が「体温を 36℃にせよ」とか「体温を 40℃に上げよ」といった温度設定の命令を出している．なお，正確には体温調節中枢という．

▶ **体温中枢は視床下部にある.**

核心温度や皮膚温さらに環境温度などの情報は，視床下部の体温中枢に送られる．

▶ **体温中枢が熱の産生量と放散量とを調節している.**

体温に関する命令はすべてまず体温中枢から発せられ，皮膚血管を拡張させたり収縮させたり，発汗量を調節したり，ふるえをおこさせたりする．

▶ **暑いと皮膚血管が拡張し，寒いと皮膚血管は収縮する.**

皮膚血管が拡張すると皮膚血流量が増え，皮膚からの熱放散量も増える．逆に，皮膚血管が収縮すると皮膚血流量が減り，皮膚からの熱放散量は減る．同時に鳥肌が立つ(立毛筋の収縮)．これらの命令はすべて体温中枢から発せられたものである(→p.130)．

▶ **極端に寒くなるとふるえがおこる.**

ふるえは骨格筋の収縮なので，運動したのと同様に熱産生を高める．この命令も最初は体温中枢から発せられたものである．

感染などがあると体温は上昇する.

感染や腫瘍などがあると免疫反応がおこる．その結果，体温中枢は免疫系からの刺激を受けとり「体温を上げよ」という命令を出す．このような免疫反応を引きおこす物質を発熱物質という．

▶ **高熱が続くと体力を消耗する.**

高度で長時間の発熱は体力を消耗するので，患者のためにはよくない．このような場合には解熱薬などですみやかに体温を下げたほうがよい．

▶ **脳の病気でも体温は上がることがある.**

脳卒中や脳腫瘍などでは視床下部の**体温中枢**が障害され，体温の設定がくるうことがある．

▶ **悪寒は体温が急に上がるときにおこる.**

体温中枢から急に「体温を上げよ」という命令が来ると，ふるえ，皮膚血管の収縮，鳥肌，さむ気などがおこる．この状態を悪寒という．「悪寒」を「悪感」と書かないこと．

病気により独特な熱型を示すものもある.

病気の種類により持続的な高熱が続くものもあれば，同じ高熱でも日内変動が大きく時には少し下がるものもある．

▶ **体温の変化は病状観察の重要なポイントである.**

体温の変化をグラフに書くと，病状の変化がよくわかる．

汗

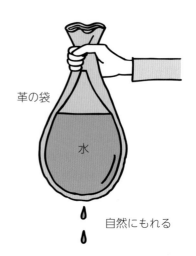

革の袋

水

自然にもれる

不感蒸散

水を革の袋に入れると，わずかだが少しずつ水がもれる．ヒトの身体も同様で，わずかだが少しずつ水がもれる．このような水分喪失を不感蒸散という．これは汗とは別なものである．

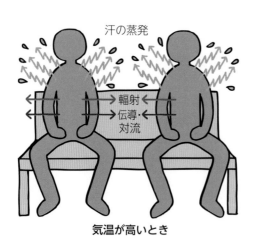

汗の蒸発

輻射
伝導・対流

気温が高いとき

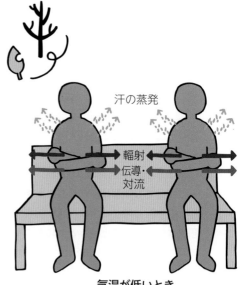

汗の蒸発

輻射
伝導・対流

気温が低いとき

体熱の放散

体熱の放散方法には輻射，伝導，対流，汗の蒸発などがある．気温が高いときや急激な冷却が必要なときは汗の蒸発が体熱の放散の主役となる．輻射は熱源が電磁波として気体・液体中などを移動する現象．伝導は熱が媒体物質を伝わっていく現象．また，対流は気体や液体の流れによって熱の移動がおきる現象．保温瓶は伝導を遮断するために断熱剤が壁に入っており，輻射を遮断するために内側が鏡面になっている．

汗と不感蒸散とは異なったものである.

▶ 体内の水分は皮膚から少しずつもれ出ている.

皮膚は体内の水分が体外に流出するのを完璧に阻止しているわけではなく,体内の水分は皮膚を通過して外に少しずつもれ出てきている.これを不感蒸散または不感蒸泄という.また,肺(気道)からも呼気といっしょに水分が出ている(→p.87).不感蒸散量は皮膚から約 600 mL/日,肺(気道)から約 300 mL/日である.

汗は汗腺から分泌される.

汗は汗腺という皮膚の外分泌腺からの分泌液のことをいう.

▶ 一般に汗腺とはエクリン汗腺のことである.

これ以外の汗腺としてアポクリン汗腺が腋窩などに存在する.

▶ 汗は塩分を含む.

汗は薄い尿の成分によく似ており,塩分(塩化ナトリウム NaCl)などを含む.しかし,分泌速度などにより汗の組成や濃度は異なってくる.

▶ 大量に汗をかくと脱水になる(→p.12).

大量に汗をかくと,水分喪失のみならず,電解質の喪失もおこる.

暑いと汗が出る.

汗腺は交感神経に支配されている(→p.181).

▶ 暑いときの発汗を温熱性発汗という.

体温調節に関与しているのはこの温熱性発汗である.温熱性発汗は手掌,足底以外の全身におこる.運動時に出る汗もこれである.発汗量は 1 時間に数リットルにもおよぶこともある.

▶ 緊張時の発汗を精神性発汗という.

緊張時にも汗をかき,手掌や顔面などに強く発汗する.ウソ発見器の原理はウソをついたときに精神的に緊張し,手掌などの発汗量が増えることを利用している.

▶ 激辛カレーによる発汗を味覚性発汗という.

辛味や酸味などの味覚刺激でも汗が出る.味覚性発汗は顔面に強くおこる.

▶ 発汗は左右対称とは限らない.

たとえば身体の一部を圧迫したりするとその反対側の半身のほうが発汗量は増す.そのため,身体が動かせないまま側臥位で寝ている患者では注意が必要である.

汗をかくと体温が下がる.

発汗は身体の熱放散に重要な役割を果たしている.

▶ 汗などの液体が蒸発するときに周囲からうばう熱を気化熱という.

気化熱の量は,水 1 mL につきおよそ 0.6 kcal である.つまり 100 mL の汗が蒸発すると 60 kcal の熱をうばうことになり,体重 60 kg の人の体温を 1℃下げることができる.

▶ 気温が体温より高くても汗は体温を下げる.

輻射や対流では熱は高いほうから低いほうへ移動するので,気温が体温より高いと体温を上げてしまう.しかし,汗は体内の熱を汗に乗せて捨てることができるうえ,気化熱は必ず体温を下げる方向にはたらく(→p.131).

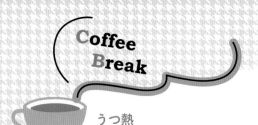

うつ熱

熱放散が不十分で体温が上昇することをうつ熱という．高度のうつ熱を熱射病という．真夏の炎天下での運動などでもおこる．いずれにしろただちに冷却および水分補給を行う必要がある．ふとんをかけすぎてもうつ熱はおこるので，意識のない患者などに対しては注意が必要である．発汗が多い場合は塩分補給も必要である．

体感温度

実際に感じる温度を体感温度といい，気温のみならず，湿度，風速，衣服などによって影響を受ける．気温や湿度が高いほど，風速が弱いほど温度は高く感じる．輻射や気化熱などの量がこれらに影響されるからである．

着衣状態，地域差，個人差などがあるが，最も快適なのは，気温は冬は18℃程度，夏は外気より3〜5℃低い程度であり，湿度は冬60％，夏50％程度である．住居や病室などはこれを目安に調節されるのが理想である．

解熱薬

有熱時にロキソニン®やボルタレン®(®は薬の商品名を表す)といった解熱薬を使用すると平熱にまで下がる．これは解熱薬が視床下部の体温中枢に作用して，体温の設定温度を平熱にまで下げるからと考えられている．このとき発汗をともなうことが多いが，汗をかかなくとも熱は下がる．また平熱時に解熱薬を使用しても体温は平熱以下には下がらない．

看護師国家試験既出問題

体温の測定値が最も低い部位はどれか．
 1. 鼓膜
 2. 口腔
 3. 腋窩
 4. 直腸

解説 温度は直腸温＞口腔温＞腋窩温の順番(p.133)．鼓膜温は口腔温にほぼ等しい．
答え [3]

消化と吸収

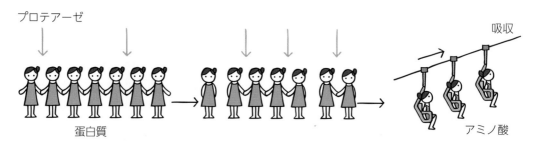

蛋白質の消化
蛋白質はアミノ酸がたくさんつながったものである．蛋白質はいくつかのプロテアーゼで切られ，最終的には1個1個のアミノ酸にまで切断されて吸収される．

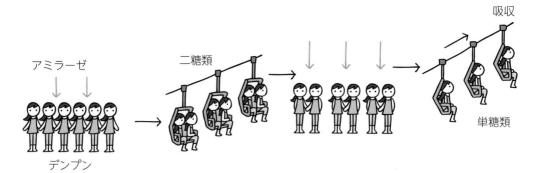

デンプンの消化
デンプンは糖がたくさんつながったものである．デンプンはまずアミラーゼにより2個ずつに切断され，そして最終的には1個1個の糖になって吸収される．

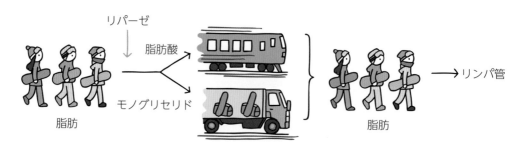

脂肪の消化
スノーボードに行くとき，人（脂肪酸）は電車で，スノーボード（モノグリセリド）はトラックでそれぞれ分かれて運ばれスキー場でまた合体する．

ヒトは必要な物質を摂取しなければならない.

ヒトは生きていくうえで必要な物質を体内に取り入れなければならない. そのために必要物質を食物として口から摂取し, 吸収可能な状態に変化させて腸から吸収している.

消化とは食物中の栄養素を吸収可能な状態に変化させることである.

- ▶ 蛋白質, デンプン, 脂肪などはそのままの形では吸収されない.
- ▶ 吸収可能な形に変化させているのはさまざまな消化酵素である.

デンプン, 蛋白質, 脂肪などは消化酵素により, 最終的にはその構成単位にまで分割される.

蛋白質はアミノ酸の形で吸収される.

- ▶ 蛋白質はアミノ酸がたくさんつながったものである(→p.100).
- ▶ 蛋白質(英語でプロテイン)の分解酵素をプロテアーゼという(→p.158).
- ▶ プロテアーゼにはペプシン, トリプシン, キモトリプシンなどがある.
- ▶ 吸収されたアミノ酸は門脈から肝臓に運ばれる.

アミノ酸も糖と同じように運ばれる.

デンプンは単糖類の形で吸収される.

デンプンは単糖類〔主としてグルコース(ブドウ糖)〕がたくさんつながったものである.
- ▶ デンプン(ラテン語でアミラム)の分解酵素をアミラーゼという.

アミラーゼはこの長いグルコースの鎖を2個ずつに切り, 二糖類にする. 二糖類はさらに腸の消化酵素で切られて単糖類になり, 単糖類の形で吸収される.
- ▶ 吸収された糖は門脈から肝臓に運ばれる.

糖は腸の毛細血管に入り門脈を通って肝臓に運ばれ, そして全身に運ばれる. このようにいったん吸収されたものは肝臓を通り代謝や解毒の作用を受けた後, 全身へ配られる. なお, 肝臓の機能はp.154を, 門脈に関してはp.72を参照.

脂肪は脂肪酸とモノグリセリドの形で吸収される.

- ▶ 脂肪(英語でリピッド)の分解酵素をリパーゼという.
- ▶ リパーゼは脂肪を脂肪酸とモノグリセリドに分解する. モノグリセリドはモノアシルグリセロールともいう.
- ▶ 吸収された脂質はリンパ管に入る.

脂肪は脂肪酸とモノグリセリドに分解されて吸収されるが, 腸の細胞内で再び脂肪に合成されてリンパ管に入る. 糖やアミノ酸と違い, 脂質は門脈に入らない点に注意.
- ▶ リンパ管は集まって胸管となり, 最終的には静脈に注ぐ.

リンパ管の流れに関してはp.73を参照.

吸収とは消化によってできたアミノ酸, 単糖類, 脂肪酸, モノグリセリドなどを身体に取り入れることである.

生体は, 吸収したアミノ酸, 単糖類, モノグリセリド, 脂肪酸などを必要に応じて自分の身体に合った形につなぎなおして使用する.

消化管

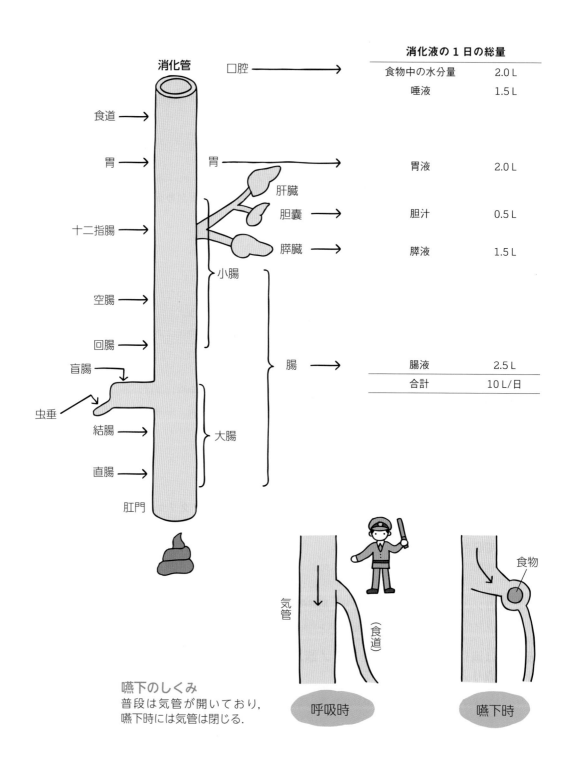

消化管

食道 →
胃 →
十二指腸 →
空腸 →
回腸 →
盲腸
虫垂
結腸 →
直腸 →
肛門

口腔 →
胃 →
肝臓
胆嚢 →
膵臓 →
小腸
腸 →
大腸

消化液の1日の総量	
食物中の水分量	2.0 L
唾液	1.5 L
胃液	2.0 L
胆汁	0.5 L
膵液	1.5 L
腸液	2.5 L
合計	10 L/日

気管
（食道）
食物

呼吸時　嚥下時

嚥下のしくみ
普段は気管が開いており,
嚥下時には気管は閉じる.

消化器は1本の管であり，これに付属物がついている．

▶ **この管を消化管という．**
消化管は口腔から始まって，食道→胃→小腸→大腸と続き肛門で終わる．

▶ **付属物には肝臓，胆嚢，膵臓や唾液腺などがある．**
これらは消化，吸収を助けるはたらきをしている．

消化器からは大量の消化液がでる．

消化液の総量は1日におよそ10 Lにもおよぶ．その種類とおおまかな量は左図のとおり．

▶ **消化液はいろいろな消化酵素を含む．**
食物は消化酵素の作用を受け，吸収可能な成分にまで分解される．

消化は副交感神経により亢進する．

副交感神経の刺激により**蠕動運動**も**消化液の分泌**もともに亢進する．

▶ **副交感神経は迷走神経である．**
食道より下，つまり唾液腺以外の消化器を支配している副交感神経は迷走神経である．

▶ **消化はホルモンによっても亢進する．**
このホルモンは消化管自身から分泌され，自分自身に命令を与えている．消化管のホルモンに関しては次ページ以降で説明する．

食物はまず歯でかみくだかれる．

▶ **かみくだくことを咀嚼という．**
食物をかみくだくことにより唾液とよく混ざり，その結果飲み込みやすくなり，デンプンも分解される．同時に味覚を刺激し，消化器のはたらきを増大させる．

▶ **永久歯は32本，乳歯は20本である．**
永久歯は門歯2本，犬歯1本，小臼歯2本，大臼歯3本が上下左右対称(つまり総数はこの4倍)に存在する．乳歯はこのうち大臼歯を欠いている．第3大臼歯がいわゆる親しらずである．

▶ **唾液はデンプンをマルトース(麦芽糖)に分解する．**
唾液にはアミラーゼが含まれており，これはデンプンをマルトースに分解する．食べたデンプンのおよそ半分が唾液で分解され，残りの半分はそのまま胃に送られ腸で分解される．

▶ **唾液は唾液腺から分泌される．**
唾液腺には耳下腺，舌下腺，顎下腺などがあり，総分泌量は約1.5 L/日におよぶ．

飲み込むことを嚥下という．

▶ **嚥下時には気管が閉じる．**
普段は呼吸をしているので気管が開いて食道が閉じている．嚥下時は気管を閉じ食物を食道のほうに送る．このように嚥下は咽頭部の複雑な共同作業である．

▶ **飲み込めないことを嚥下困難という．**
嚥下は延髄にある嚥下中枢と数本の末梢神経によって巧みに行われている．これらのうちどれがはたらかなくなっても嚥下に障害をきたす．

食道・胃

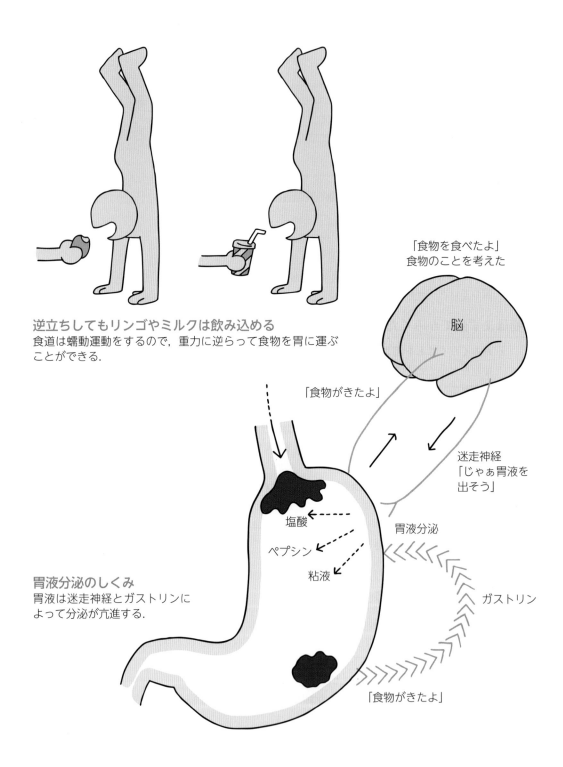

逆立ちしてもリンゴやミルクは飲み込める
食道は蠕動運動をするので，重力に逆らって食物を胃に運ぶ
ことができる．

「食物を食べたよ」
食物のことを考えた

脳

「食物がきたよ」

迷走神経
「じゃぁ胃液を
出そう」

塩酸

ペプシン

粘液

胃液分泌

ガストリン

胃液分泌のしくみ
胃液は迷走神経とガストリンに
よって分泌が亢進する．

「食物がきたよ」

食道では蠕動により食物を胃に運ぶ.

所要時間は1〜数秒である. 蠕動運動で運んでいるので, たとえ逆立ちしてもちゃんと送ることができる. 蠕動に関しては p.152 を参照.

胃液にはペプシン, 塩酸, 粘液が含まれている.

▶ **ペプシンは蛋白質分解酵素(プロテアーゼ)である.**
ペプシンは蛋白質を小さく切って短いペプチドにする.

▶ **塩酸は殺菌作用やペプシンをはたらかせる作用がある.**
胃の塩酸のことを胃酸ともいう. ペプシンがはたらけるのは酸性のときだけである. 腸のようなアルカリ性の場所ではペプシンの作用は消失する. さらに, 塩酸は鉄の吸収を助けるはたらきもしている.

▶ **粘液は胃自身が消化されるのを防いでいる.**
食物が消化されるのに自分の胃は消化されないのは, 胃が粘液を出して胃の表面にバリアーを張って, 自分の胃の細胞を保護しているからである.

胃液分泌は迷走神経とガストリンによって亢進する.

▶ **食事のことを考えただけでも胃液分泌は亢進する.**
食物を味わったり, においをかいだり, 聞いたり, 見たり, 考えたりすると, その刺激は迷走神経を伝わって胃に達し, 胃液の分泌を亢進する.

▶ **食物が胃に入ると迷走神経は興奮する.**
食物が胃に入り, 機械的に胃が伸展すると迷走神経が興奮し, その結果, 胃液分泌が亢進する.

▶ **食物が胃に入るとガストリンが分泌される.**
胃は消化器であると同時に内分泌器官でもある. 食物が胃に入るとその刺激により胃からガストリンというホルモンが分泌される.

▶ **ガストリンは胃液分泌を亢進する.**
胃の内分泌腺から分泌されたガストリンは血中に入り, 全身に広がりその一部が胃に到達し, 胃の外分泌腺を刺激して胃液分泌を亢進させる.

嘔吐は腹腔内圧亢進によっておこる.

嘔吐は腹筋や横隔膜が収縮し, 胃が物理的に圧迫されることにより生じる.

▶ **嘔吐は胃が正常でもおこる.**
嘔吐は脳の異常や妊娠などでも生じる. つまり嘔吐があるからといって必ずしも胃の病気とは限らない. なお, 吐き気(悪心という)は嘔吐の一歩手前の状態であることが多い.

▶ **嘔吐が続くとアルカローシスになる.**
胃液を大量にはくと, 胃酸を体外に捨てることになるので, 残った身体は相対的にアルカリが多くなりアルカローシスになってしまう. 嘔吐がなくても, 胃液を持続的に吸引すると同様なことがおこる.

膵液

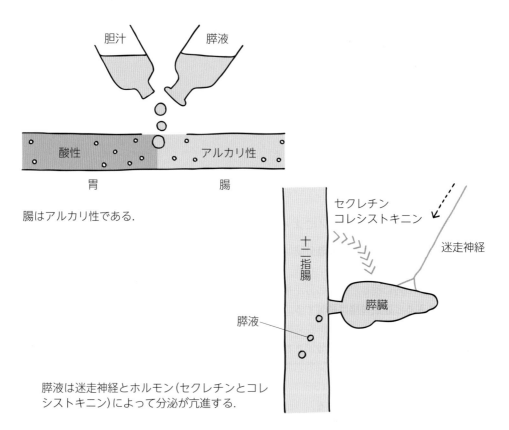

腸はアルカリ性である.

膵液は迷走神経とホルモン（セクレチンとコレシストキニン）によって分泌が亢進する.

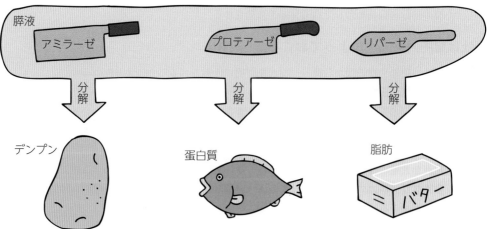

膵液はアミラーゼ，プロテアーゼ，リパーゼを含んでいるので，デンプンも，蛋白質も，脂肪も消化することができる.

食物が十二指腸に送られると膵液と胆汁が出る.

膵液は膵臓の外分泌腺から分泌される消化液である. 胆汁は肝臓で作られ胆嚢に蓄えられ, 胆嚢の収縮により排出される.

▶ **膵液と胆汁はアルカリ性である.**

胃から送られてきた食物は胃酸により酸性である. しかし, これに膵液と胆汁(と腸液)とが加わることにより最終的にはアルカリ性になる.

膵液はホルモンと迷走神経の両者で分泌が増える.

▶ **このホルモンにはセクレチンとコレシストキニンとがある.**

セクレチンは主として**水分**の分泌を, コレシストキニンは主として**消化酵素**の分泌を促す(→p.158).

▶ **セクレチンとコレシストキニンは腸が分泌するホルモンである.**

セクレチンとコレシストキニンは食物が十二指腸に入るとそこから血中に分泌され, 全身をめぐった後, 膵臓に到達し作用する. このように腸から分泌されるホルモンを腸管ホルモンという.

膵液はデンプンも脂肪も蛋白質もすべて分解できる.

消化とは分解のことである.

▶ **膵液はアミラーゼを含んでいる.**

唾液で分解されそこなったデンプンは膵液で**マルトース(麦芽糖)**にまで分解される. つまり膵液は唾液と同じ作用ももっており, その程度は唾液より強い.

▶ **膵液はプロテアーゼを含んでいる.**

代表的なプロテアーゼは**トリプシン**と**キモトリプシン**である. つまり, 膵液は胃液のペプシンとよく似た作用ももっている.

▶ **膵液はリパーゼも含んでいる.**

脂肪の消化では膵液はきわめて重要な役割を果たしている.

膵臓は内分泌の作用ももっている.

膵臓のはたらきは, 膵液分泌という外分泌の作用だけでなく, **インスリン**や**グルカゴン**といったホルモンを分泌する内分泌の作用ももっている. このインスリンやグルカゴンといったホルモンは, 膵液が分泌される時期, つまり食事の直後によく分泌される.

▶ **膵臓は外分泌腺と内分泌腺との混合物である.**

膵臓の内分泌機能に関しては「ホルモンで記憶すること」の項(→p.112)を参照.

膵炎

膵臓は非常に強力な消化酵素をたくさんもっている. 正常ではこれらの消化酵素は, 膵臓の中にあるときにはまだ作用できない状態にしてある. しかし, 何か異常があるとこれらの消化酵素が膵臓内ではたらいてしまい, 膵臓自身を消化, つまり溶かしてしまう. これが膵炎である.

胆汁

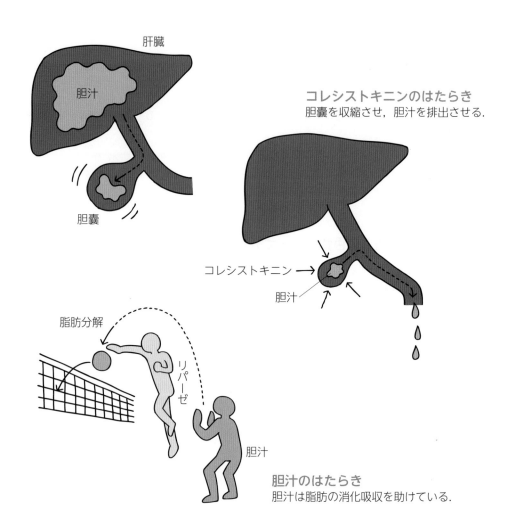

肝臓

胆汁

胆囊

コレシストキニンのはたらき
胆囊を収縮させ，胆汁を排出させる．

コレシストキニン →

胆汁

脂肪分解

リパーゼ

胆汁

胆汁のはたらき
胆汁は脂肪の消化吸収を助けている．

胆石

胆汁は粘稠でドロドロしている．胆汁成分のうちビリルビンやコレステロールは固まりやすく，これが固まって石になったのが胆石である．胆石が胆囊や胆管の壁をこすると激烈な痛みが生じる．また胆石が胆汁の流れをふさぐと黄疸が発生する．胆囊内にできた結石が胆囊結石，胆管にできたものが胆管結石である．

胆汁は肝臓で休みなく作られ，胆嚢に蓄えられる．

胆汁は肝臓という外分泌腺が作る分泌液である．胆管と胆嚢とを合わせて胆道という．

▶ **胆嚢は胆汁の濃縮と貯蔵とを行っている．**

肝臓から出てすぐの胆汁は黄色であるが，胆嚢で濃縮されて暗黄色〜茶色になる．このように
ひとくちに胆汁といっても1種類ではない．

▶ **胆嚢はコレシストキニンにより収縮し，胆汁が排出される．**

胆嚢の容積は約50 mLである．コレシストキニンはパンクレオザイミンと同じものである．
詳しくはp.158を参照．

▶ **食物が十二指腸に到達するとコレシストキニンが分泌され，膵液分泌と胆汁分泌がともに亢進
する．**

たとえば卵黄を飲むとコレシストキニンの分泌が高まり，その結果，胆嚢は収縮し胆汁の排出
量は増える．

胆汁には胆汁酸，ビリルビン，コレステロールなどが含まれている．

その他，リン脂質(レシチン)などがある．このうち消化に対して重要なはたらきをしているの
は胆汁酸とリン脂質である．なお，ビリルビンは胆汁色素ともいう．ビリルビンに関しては「ビ
リルビンと肝機能検査」(→p.156)および「ヘモグロビン」(→p.22)の項を参照．

胆汁は脂肪の吸収を助ける．

胆汁はあたかも石鹸のように脂肪分を溶かすので，その結果，リパーゼが作用しやすくなり，
さらに吸収が容易になる．

▶ **胆汁自身には消化酵素は含まれていない．**

▶ **胆汁が不足すると必須脂肪酸が欠乏する．**

必須脂肪酸は脂質なので胆汁の助けがないと吸収されない．その結果，胆汁が不足すると必須
脂肪酸の不足を生じる．

▶ **胆汁が不足すると血が止まりにくくなる．**

ビタミンKに限らず**脂溶性ビタミンは脂質の一種なので，胆汁の助けがないと吸収されない．**
その結果，胆汁が不足するとビタミンKなどの脂溶性ビタミンの不足を生じ，不足症状として
の出血傾向が出現する．

毒物は胆汁中に排泄されることもある．

▶ **胆汁は尿と同じような排泄物とも考えることができる．**

しかしせっかく排泄した不要物質や毒物も再び腸で吸収されることもある．このように腸→門
脈→肝臓→胆汁→腸とぐるぐる回ることを**腸肝循環**という．なお，排泄についてはp.160を参
照．

腸の消化と吸収

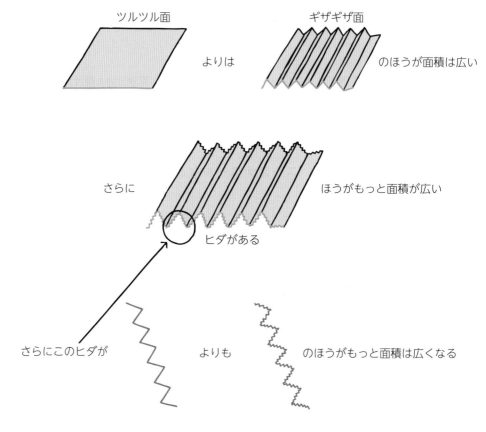

ツルツル面　よりは　ギザギザ面　のほうが面積は広い

さらに　ほうがもっと面積が広い

ヒダがある

さらにこのヒダが　よりも　のほうがもっと面積は広くなる

腸の内面はこのように大きなヒダと小さなヒダ，さらにもっと小さなヒダがついていて小腸の表面積の総計は30平米くらいの部屋の広さになる．面積が広いほど吸収には有利である．

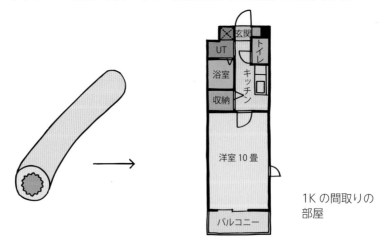

1Kの間取りの部屋

小腸は十二指腸，空腸，回腸とに分けられる．

大腸は，盲腸，上行結腸，横行結腸，下行結腸，S状結腸，直腸に分けられる．**盲腸**は草食動物ではよく発達しているが，ヒトでは非常に短い．また，**虫垂**は盲腸にくっついている．

▶ **十二指腸は手指を横に12本ならべた長さがある．**
具体的な長さはおよそ20〜30 cmくらいである．なお，医学では物の長さを表現するとき，手指の幅で何本分あるという言い方をよくする．

▶ **空腸と回腸の境目ははっきりしていない．**
おおよそ上半分を空腸，下半分を回腸とよんでいる．構造や吸収力などに若干の差があるが，同じものと考えてもさしつかえない．

▶ **腸内は弱アルカリ性である．**
胃内は強い酸性であったが，腸では胆汁，膵液，腸液（これらはすべてアルカリ性である）が加わり，最終的には弱アルカリ性になる．

腸は消化の最終段階と吸収とを行う．

腸における消化は腸粘膜の細胞表面で行われる．つまり，腸から分泌される腸液自身には消化酵素は含まれていない．

▶ **小腸で二糖類は単糖類に分解される．**
唾液や膵液で二糖類にまで分解された糖質は，腸で単糖類に分解され吸収される．つまり，マルトース（麦芽糖）は2個のグルコース（ブドウ糖）に，スクロース（ショ糖）はグルコースとフルクトース（果糖）に，ラクトース（乳糖）はグルコースとガラクトースに，それぞれ分解され吸収される（→p.96，140）．

▶ **小腸でペプチドはアミノ酸に分解される．**
胃液や膵液により短く切られた蛋白質は最後は1個1個のアミノ酸にまで分解され吸収される．実際には，アミノ酸2〜3個のペプチドの形でもかなり吸収されている．

▶ **小腸では脂質も分解される．**
膵液により分解された脂肪は，小腸で3個の脂肪酸のうち2個が切れて吸収される．結局，脂肪酸2個と，グリセリンに脂肪酸が1個くっついたモノグリセリドの形で吸収されている．

▶ **腸では水や電解質の吸収も行っている．**
口から摂取する1日の水分量はそれほどでもないが，消化液の総量は非常に多量である．結局，腸は10 Lくらいの水分を1日に吸収している（→p.142）．

小腸が吸収の基本部位である．

小腸ではグルコース，アミノ酸，脂肪酸，グリセリン，さらにビタミン，ミネラル，水分などを吸収している．

▶ **大腸では水を吸収する．**
大腸では栄養素の吸収はあまりしていない．

▶ **食物は大腸で水分を吸いとられだんだん固くなってくる．**
大腸の水分吸収量は全体の約5％程度である．この水分の吸収が不十分だと軟便〜下痢便になる．便秘薬や下剤には，この水分の吸収を抑えるような物質も用いられている．

腸機能の調節

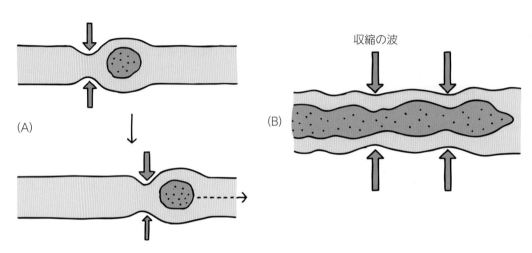

蠕動運動（A）と分節運動（B）
蠕動運動は一方向性で，通常，逆には進まない（A）．この運動により食物は肛門方向に移動する．
分節運動では，腸のあちこちを押さえて内容をよく混和させる（B）．

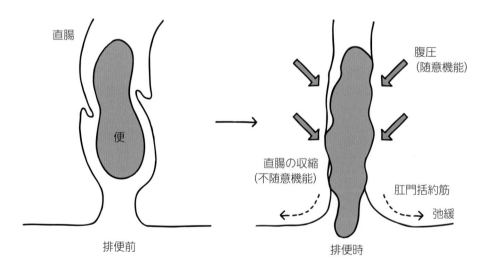

排便
直腸の収縮と肛門括約筋の弛緩が同時におこり，便を外に出すことができる．

腸はミミズのような動き方をする.

小腸が収縮する様子を外から眺めると, そのくびれる様子がミミズの動き方によく似ている. ミミズや回虫の仲間を蠕虫というので蠕動という言葉ができた.

▶ **消化管の運動は平滑筋の収縮による.**

▶ **歯みがきチューブをしごくのが蠕動運動である.**

収縮が口のほうから肛門のほうに向かって移動する. この運動により食物は肛門の方向に移動する. この蠕動運動は一方向性で, 通常, 逆には進まない.

▶ **歯みがきチューブのあちこちを押さえるのが分節運動である.**

歯みがきチューブのふたを閉め, チューブのあちこちを押すと内容がよく混ざる. これが分節運動であり, 食物をよく混和し吸収を高める.

腸は多数のニューロンをもっている.

腸のニューロンの総数は脊髄のニューロン数に匹敵する. 腸自身が「脳ミソ」をもっているようなもので, 腸の運動などは腸が自分自身で判断決定することができる. ホンモノの脳はその上位に君臨している.

▶ **迷走神経が興奮すると腸の運動全体が亢進する.**

脳は腸全体に対して指令をくだしている.

腸はホルモンも分泌する.

セクレチンやコレシストキニン(CCK)などがその代表である(→p.158).

腸内には一定の細菌が住んでいる.

正常でも腸内には何種類かの細菌がある一定の割合で住みついている. これらの細菌は生体に対してむしろよいはたらきをしており, 常在細菌といわれている.

▶ **大腸では常在細菌により食物の分解がおこる.**

細菌による分解は発酵あるいは腐敗などとよばれる. 便のにおいはこの腐敗のせいである.

排便は随意機能と不随意機能との共同作業である.

排便時には随意的に腹圧をかけ, かつ肛門括約筋をゆるめる. 同時に不随意的に直腸が収縮することにより排便がおこる.

▶ **グリセリン浣腸は排便を促す.**

グリセリンは直腸表面を滑らかにすると同時に直腸を刺激し, 排便を促す. 50%濃度のグリセリン液を 41℃に温めて用いる.

虫垂炎

虫垂はヒトでは何のはたらきもしていないようである. この部位が炎症をおこしたのが虫垂炎である. 虫垂炎では, 白血球が増加し, 痛みの焦点は右腸骨と臍との中点付近にあり, ここを押すと非常に痛く感じる. なお, 医療関係者の間では虫垂炎(appendicitis)のことをアッペとよぶことが多い. また, 俗に盲腸炎ともいうがこれは正しい用語ではない.

肝臓の仕事

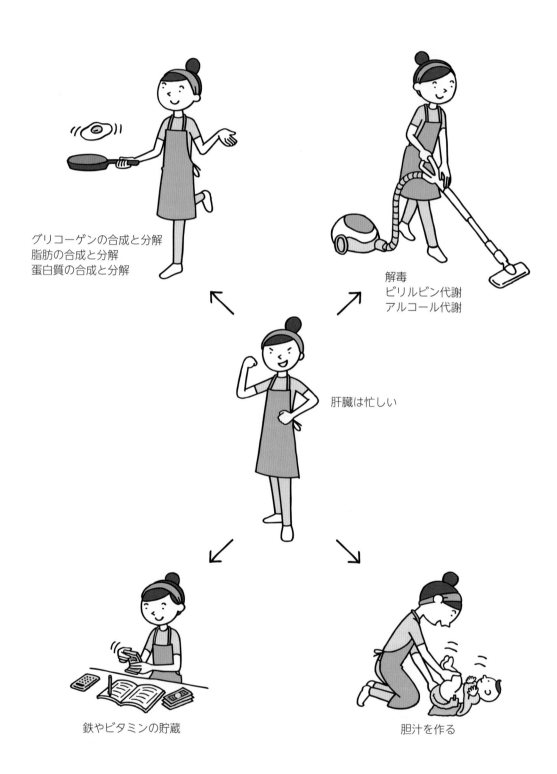

グリコーゲンの合成と分解
脂肪の合成と分解
蛋白質の合成と分解

解毒
ビリルビン代謝
アルコール代謝

肝臓は忙しい

鉄やビタミンの貯蔵

胆汁を作る

肝臓は多彩な仕事をしている.

▶ **人工肝臓は不可能である.**
人工心臓や人工肺さらに人工腎臓は理論的には可能であるが,人工肝臓は理論的にも不可能である.それは肝臓があまりにも多種類の仕事をしているからである.

肝臓ではさまざまな代謝を行っている.

▶ **肝臓ではグリコーゲンの分解や合成を行っている.**
グリコーゲンに関しては「糖質」の項(→p.96)を参照.

▶ **肝臓では脂肪やコレステロールの分解や合成を行っている.**
詳細は「脂質」の項(→p.98)を参照.

▶ **肝臓では蛋白質の合成を行っている.**
肝臓で合成される代表的な蛋白質に血清アルブミンや血液凝固因子などがある.つまり,肝臓の機能が低下するとこれらの量が減少し,浮腫や出血傾向が出現する.

▶ **肝臓ではアミノ酸の分解を行っている.**
アミノ酸を分解(酸化)してエネルギーを取り出す.同時に燃えカスのアンモニアを尿素に変えている.この尿素は腎臓から尿中に捨てられる.

肝臓では解毒を行っている.

▶ **肝臓は毒物や有害物質を無毒化したり分解したりする.**
毒物は食物と一緒に体内に入ることが多い.摂取した毒を排泄可能な形に変えることも解毒の一種である.解毒された毒物は胆汁中や尿中に排泄される.腸で吸収された毒物はまず肝臓を通り,あらかた解毒された後全身をめぐることになる.つまり門脈という構造が存在するのは,解毒のうえでも意味がある(→p.72).

▶ **肝臓はアルコールの分解もしている.**
アルコールの摂取は肝臓の仕事を増やすことになる.

肝臓では胆汁を作っている.

▶ **肝臓は胆汁を分泌する外分泌腺である.**
肝臓は外分泌腺の仲間でもある.胆汁に関しては p.148 参照.

▶ **肝臓はビリルビン代謝も行っている.**
詳細は p.156 を参照.

肝臓は貯蔵庫である.

▶ **肝臓は鉄やビタミンを貯蔵している.**
食物としてのレバーの栄養価が高いのは,いろいろな重要物質が肝臓に貯蔵されているからである(→p.108).

肝臓は再生力が強い.

肝細胞は強い増殖能をもっている.たとえば手術で肝臓の 3/4 を切除しても,もとの大きさまですみやかに再生する能力がある.

ビリルビンと肝機能検査

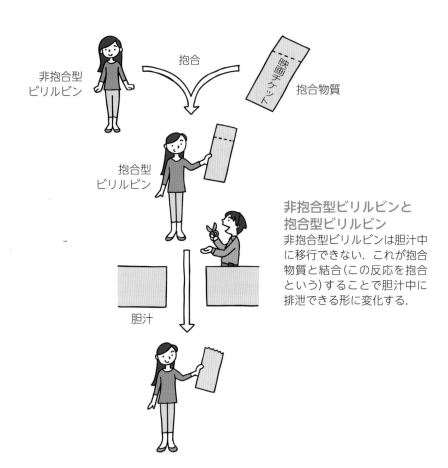

非抱合型
ビリルビン

抱合

映画チケット

抱合物質

抱合型
ビリルビン

胆汁

**非抱合型ビリルビンと
抱合型ビリルビン**
非抱合型ビリルビンは胆汁中
に移行できない．これが抱合
物質と結合(この反応を抱合
という)することで胆汁中に
排泄できる形に変化する．

肝細胞障害と血中 AST，ALT 濃度
肝細胞の中に AST(GOT)と ALT(GPT)
がある．肝細胞が障害されると細胞内の
AST と ALT は細胞外つまり血中にもれ
出てくる．

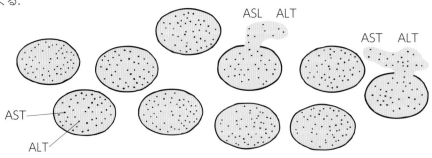

ASL　ALT

AST　ALT

AST

ALT

肝臓はヘモグロビンの代謝に重要な役割を果たしている.

ヘモグロビン(Hb)に関しては「ヘモグロビン」の項(→p.22)参照.

▶ **使用済のヘモグロビンはビリルビンになる.**

ヘモグロビンはヘムとグロビンからなる. 寿命のきた赤血球が壊されるとき, ヘムの鉄は次の
ヘモグロビンの合成に再利用される. しかし, ヘムの鉄以外の部分は再利用できずに捨てられ
る. このとき, ヘムはビリルビンという名の捨てやすい形に変えられる.

▶ **ビリルビンは肝臓で代謝され胆汁中に捨てられる.**

赤血球は脾臓で壊され, ここでできたビリルビンは血流にのって肝臓に運ばれる. 肝臓はこの
ビリルビンを胆汁中に捨てやすい形に変える. この変化を抱合という.

▶ **ビリルビンは非抱合型と抱合型とに分けられる.**

肝臓で抱合を受ける前のビリルビンを非抱合型ビリルビンもしくは間接ビリルビンといい, 抱
合後を抱合型ビリルビンもしくは直接ビリルビンという. 非抱合型と抱合型とを合わせて総ビ
リルビンという. ビリルビンのことを胆汁色素ともいい, 胆汁の色や便の色はビリルビンの色
である.

▶ **肝臓と胆道の機能が正常でなければビリルビンをうまく捨てられない.**

肝臓はビリルビンの抱合を行い, これを胆汁中に捨てている.

▶ **ビリルビンの血中濃度が異常に上昇したものが黄疸である.**

黄疸があると全身が黄色くなる. とくに白目の部分(眼球結膜)でこの黄色がわかりやすい
(→p.24). 黄疸に関しては下のコラムを参照.

血液を調べると肝臓の機能がわかる.

▶ **肝臓の検査を肝機能検査という.**

肝機能検査にはたくさんの種類があるが, 以下にその代表的な例をあげる. なお, 巻末(→p.
223)に肝機能検査の一覧表を載せてあるのでそちらも参照のこと.

▶ **肝障害では AST(GOT)が上昇する.**

AST は肝細胞に含まれる酵素である. 肝細胞が障害を受けると細胞内にあった AST が血中に
逸脱し, 血液中の AST の量が増える. AST と同じように肝障害時に増える酵素に ALT(GPT),
LDH, アルカリホスファターゼ, γ-GTP などがある.

▶ **肝障害ではアルブミンが低下する.**

アルブミンは肝臓で作られる蛋白質である. 肝障害の患者では浮腫や腹水が出現する.

▶ **肝障害ではコレステロールが低下する.**

コレステロールは肝臓で合成している. 重症の肝障害の患者では動脈硬化はおこりにくい.

▶ **肝障害があると出血しやすくなる.**

血液凝固因子(→p.33)のほとんどは肝臓で合成されている. そのため, 肝障害があると凝固能
が低下し出血しやすくなる.

黄疸

- -

肝細胞の代謝機能や胆道の胆汁運搬機能のどこが悪くなっても, ビリルビンが増え黄疸になる. こ
のようにビリルビンは肝・胆道機能と密接な関係があり, ビリルビン代謝を理解することは肝疾患理
解のうえできわめて重要なことである. また, ビリルビン産生つまり赤血球の破壊(溶血)が亢進し
てもやはり黄疸になり, これを溶血性黄疸という.

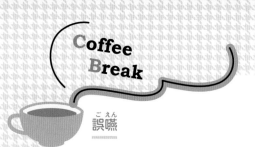

誤嚥

食物が気管に入ってしまうことを誤嚥という．誤嚥すると気管につまって窒息したり，肺まで進んで肺炎をおこしたりする．このような肺炎を誤嚥性肺炎（嚥下性肺炎，吸引性肺炎）という．とくに嘔吐した胃内容物（これは胃液を含んでおり強い酸性である）を誤嚥したときは重篤な肺炎になりやすい．なお，飲み込むことを英語で swallow（燕の意味もある）という．

胃潰瘍

正常では胃には消化に対する防御作用があり，自分自身は消化されないようになっている．しかし，胃の防御力が低下したり，あるいは胃の消化力が非常に強力になったり，あるいはその両者により，自分の胃を消化してしまい胃に穴があくのが胃潰瘍である．十二指腸壁を消化したのが十二指腸潰瘍である．

コレシストキニンとパンクレオザイミン

ある人が膵液を分泌させるホルモンを発見してパンクレオザイミンと名づけ，また別のある人が胆嚢を収縮させるホルモンを発見してコレシストキニンと名づけた．しかし，両者は同じ物質だったのである．かつてはコレシストキニン-パンクレオザイミンとよばれていたが，現在ではコレシストキニン（CCK と略す）という名称に統一された．つまり食物が十二指腸に流れ込むと CCK が分泌され，膵液分泌と胆汁分泌がともに亢進するのである．

プロテアーゼ

蛋白質（英語でプロテイン）の分解酵素を総称してプロテアーゼという．プロテアーゼは長いアミノ酸の鎖を短く切り，短くなったアミノ酸の鎖は別のプロテアーゼがさらにもっと短く切り，最終的には 1 個 1 個のアミノ酸になるまで切る．プロテアーゼにはいくつかの種類があるが，切る部位が少し異なっているだけで，いずれの酵素もアミノ酸の鎖を切るという点では同じはたらきをしている．

看護師国家試験既出問題

黄疸を最も認めやすい部位はどれか．
1. 眼球結膜
2. 爪床
3. 口唇
4. 耳朶

解説 黄疸の黄色は白い部分で目立ちやすい（p.24, p.157 参照）．
答え [1]

第**10**章

排泄

排泄と腎臓

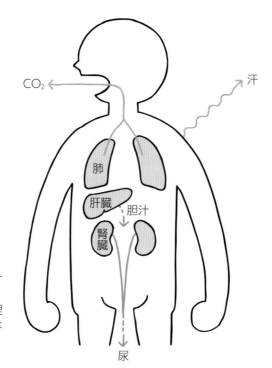

体の排泄の様子
CO_2, 汗, 胆汁, 尿はすべて排泄物である. なお, 便は食物残渣なので生理学的意味での排泄物ではない.

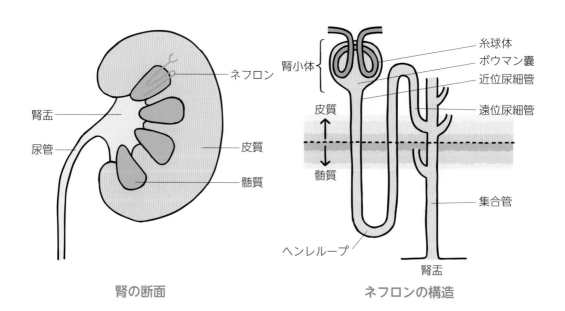

腎の断面   ネフロンの構造

腎臓は代表的な排泄器官である.

▶ **体内の不要な物質を捨てることを排泄という.**
体内の不要な物質は体外に捨てなければならない.

▶ **腎からは尿という形で，水，電解質，各種老廃物などを排泄している.**
水や塩分は生体にとって必要不可欠なものであるが，必要量以上の水や塩分は不要物質として体外に排泄しなければならない.

▶ **電解質とは塩分，酸，アルカリなどのことをいう.**
塩分や酸・アルカリなどは水に溶けてイオン化する(溶解したら電気を帯びる)物質なので，電解質という(→p.3). グルコース(ブドウ糖)は水に溶けてもイオン化しないので電解質ではない.

▶ **老廃物の例には，尿素，尿酸，クレアチニンなどがある.**
尿素は蛋白質(アミノ酸)の，尿酸は核酸(DNA, RNA)の，クレアチニンはクレアチン(筋肉にあるエネルギーの供給体)の代謝産物である. これらはすべて窒素を含んでいるので，これら老廃物のことを非蛋白性窒素や残余窒素ともいう.

▶ **肺からは CO_2 という酸を排泄している.**
二酸化炭素(CO_2)は水に溶けると炭酸という酸になる. したがって，CO_2 は酸とみなすことができる(→p.89).

▶ **肝臓からは胆汁を排泄している.**
薬や毒物などは尿か胆汁に排泄されることが多い(→p.149).

▶ **皮膚からは汗という形で，水，電解質を排泄している.**
水分の出納を考えるうえで，多量の発汗があるときは，皮膚からの水分および塩分の喪失量も重要である(→p.137).

ネフロンは腎小体とそれに続く尿細管とから成り立っている.

▶ **腎小体は糸球体とボウマン嚢からなる.**
尿を作っている最小単位をネフロンという. 実際のヒトのネフロンの長さは数 cm である.

▶ **腎はネフロンが約 100 万個(両腎で約 200 万個)集まったネフロンの集合体である.**
腎を巨大な 1 個のネフロンと考えると，腎機能を理解しやすい.

糸球体は毛細血管の塊である.

▶ **腎臓は血管にきわめて富んだ臓器であり，血管の塊ともいえる.**

尿細管は近位尿細管，ヘンレループ，遠位尿細管に分けられる.

広義の尿細管には集合管を含めてもよい.

▶ **近位尿細管から遠位尿細管までは枝分かれのない 1 本の管である.**
糸球体は血管であり，尿細管は血管に隣接した 1 本の管である.

▶ **糸球体，近位尿細管，遠位尿細管は皮質にあり，ヘンレループは髄質にある.**
ヘンレループはヘンレわな，あるいはヘンレ係蹄ともいう.

腎の髄質の浸透圧は高い.

腎は大きく皮質と髄質とに分けられる.

▶ **高浸透圧の尿を作ることができるのは髄質の浸透圧が高いからである.**
「高浸透圧の尿を作る」と「濃縮尿を作る」とは同じ意味である. この能力を濃縮力という.

糸球体

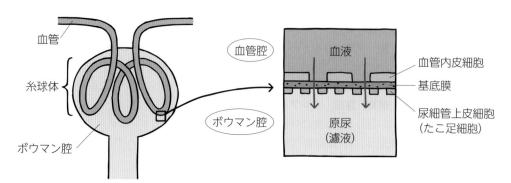

血液成分の濾過

血管内皮細胞のすき間から出た血液成分は,
基底膜で濾過され, 尿細管上皮細胞のすき間
からボウマン腔に入り, 原尿となる.

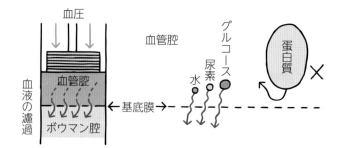

糸球体濾過の原動力は血圧である

蛋白質は粒子が大きいので
基底膜を通り抜けられない.
つまり, 濾過されない.

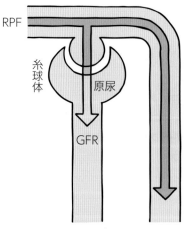

RBF（腎血液流量）	1,000 mL/分
RPF（腎血漿流量）	500 mL/分
GFR（糸球体濾過量）	100 mL/分
FF（濾過率）	$0.2 = \dfrac{GFR}{RPF}$

RPF のうちの 20% が GFR となる.

◀ 糸球体で血液成分の濾過が行われる.

> ▶ **糸球体の血管壁には小さなすき間があいている.**
> 糸球体腔(血管腔)と尿細管腔(ボウマン腔)との間には,血管壁を作っている細胞(内皮細胞)と
> 尿細管壁を作っている細胞(上皮細胞)と基底膜とがある.内皮細胞と上皮細胞には大きなすき
> 間が,基底膜には小さなすき間があいている.また,基底膜は荷電もしている.血液成分の濾
> 過は糸球体の基底膜で行われる.

◀ 基底膜を通過できる小さな粒子だけが濾過される.

> ▶ **小さな粒子には,水,電解質,グルコース(ブドウ糖),各種老廃物などがある**(→p.5).

◀ 濾過されない物質には蛋白質がある.

> ▶ **蛋白質分子の大きさは水分子や老廃物分子に比べ非常に大きいので,基底膜のすき間を通り抜**
> **けられない**(→p.9).
> 基底膜が陰性に強く荷電していることも,通り抜けにくい原因である.糸球体腎炎などのとき
> は,糸球体に炎症があり,すき間が大きくなっているので,本来は濾過されない蛋白質も通り
> 抜けてしまうようになる.それにより尿中に蛋白質が混じってくるのである.なお,この蛋白
> 質のほとんどは血清アルブミン(分子量約 66,000)である.水の分子量(18)に比べ非常に大き
> い(→p.6).また,炎症時には基底膜の荷電も変化する.

◀ 原尿(濾液)は血液から血球と血漿蛋白質とを除いたものに等しい.

> ▶ **電解質やグルコースなどの糸球体で濾過される物質は,血漿中と原尿中の濃度は等しい.**
> 原尿のことを濾液ともいう.

◀ 濾過は血圧の力によって行われている.

> ▶ **血圧が下がると濾過ができなくなり尿を作れなくなる.**
> 尿を作るにはある一定以上の血圧(少なくとも大動脈で約 60 mmHg)が必要である.

◀ 糸球体の濾過によって生成された濾液の量を糸球体濾過量という.

> ▶ **糸球体濾過量(GFR)のおおよその正常概算値は約 100 mL/分である.**
> GFR のこの値は記憶しておくこと.GFR は glomerular filtration rate の略号.
> ▶ **腎臓を流れる血液量を腎血液流量(RBF)という.**
> 腎臓には心臓の全拍出量の 20〜25%の血液が流れ込んでいる.RBF のおおよその正常概算値
> は約 1,000 mL/分である.RBF は renal blood flow の略号.
> ▶ **腎臓を流れる血漿の流量を腎血漿流量(RPF)という.**
> 尿生成には血液のうちの液体成分つまり血漿成分だけが関与しているので,腎機能を考えるう
> えでは RPF のほうが RBF より重要である.RBF と RPF とは血球容積(ヘマトクリット)により
> お互いに換算可能である.つまり,RPF=RBF×(1-Ht)である.RPF のおおよその正常概算値
> は約 500 mL/分である.RPF は renal plasma flow の略号.
> ▶ **腎臓を流れる血漿の約 1/5(20%)が濾過され尿細管腔に移動し,原尿(濾液)となる.**
> RPF の約 20%が糸球体の基底膜を通り抜け原尿となる.つまり FF=GFR/RPF=0.2 となる.
> この比のことを濾過率(FF)という.FF は filtration fraction の略号.

尿細管

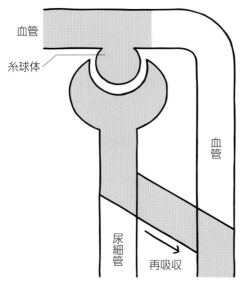

再吸収
糸球体から濾過された物質が尿細管で再び血管のほうへ吸収される現象を再吸収という.

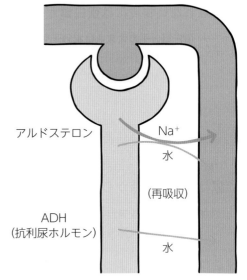

アルドステロンと ADH
アルドステロンは Na^+ の再吸収を促すことにより結果的に水の再吸収も促進している.
ADH は直接水の再吸収を促している.

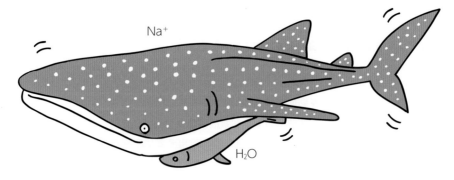

ナトリウムと水の動き
ナトリウムが動くと,まるでコバンザメのように水も一緒に移動する.つまりナトリウムが増えると水も増え,ナトリウムが減ると水も減る.

尿細管では再吸収が行われている．

▶ **再吸収される割合は物質によって異なっている．**
さらに物質によっては全く再吸収されなかったり，逆に尿細管から分泌されるものもある．

糸球体で濾過された水分の約 99% が尿細管で再吸収される．

原尿の産出量つまり GFR は約 100 mL/分なので，1 日量に換算すると約 150 L/日となる．1 日の尿量は 1〜1.5 L なので，原尿の水分の 99% は再吸収されていることになる．なお，利尿薬の多くは，尿細管での水の再吸収を抑制することにより尿量を増やしている．

糸球体で濾過されたグルコースのほぼ 100% が尿細管で再吸収される．

▶ **正常では尿中にはグルコース(ブドウ糖)はほとんど含まれていない．**
▶ **グルコースの再吸収能力には限界がある．**
この限界を Tm(尿細管再吸収極量)とよぶ．血中グルコース濃度が約 170 mg/dL を超えると，その過剰な分が再吸収できずに尿中にあふれ出てくる．これが尿糖である．

一般にナトリウムの移動にともなって水も移動する．

ナトリウムの再吸収が増えるとそれにともなって水の再吸収が増える．その結果，体内の水分量が増える．

▶ **ナトリウムの移動は能動輸送である．**
ATP のエネルギーを使って移動することを能動輸送という．これに対しエネルギーを消費せずに移動することを受動輸送という．ナトリウムの移動は水の移動をともなうことが多い．したがって，水の移動は受動輸送である．

▶ **糸球体で濾過されたナトリウムの約 99% は尿細管で再吸収される．**

物質によっては尿細管から分泌されるものもある．

▶ **尿細管から分泌されるものには，酸，カリウム，ある種の毒物や薬物などがある．**
カリウムは再吸収と同時に分泌もされている．
▶ **腎不全では，酸，カリウム，老廃物などが体内に蓄積する．**

尿量を調節しているホルモンに ADH とアルドステロンとがある．

▶ **水の再吸収が増加すると尿量は減少する．**
尿量が減少した分だけ尿は濃くなる．つまり，「水の再吸収を増やす」と「尿を濃縮する」とは同じ意味である．

▶ **抗利尿ホルモン(ADH)は水の再吸収を促す．**
ADH の分泌量が増えると尿は濃縮され，体内に水分が多くなる．ADH は下垂体後葉から分泌されるホルモン(→p.115)で，尿細管のうち主として集合管に作用している．

▶ **アルドステロンはナトリウムの再吸収を促す．**
ナトリウムの再吸収にともなって水の再吸収もおこり，その結果，体内にナトリウムと水分が多くなる．アルドステロンは副腎皮質から分泌されるステロイドホルモンの一種(→p.121)．

尿

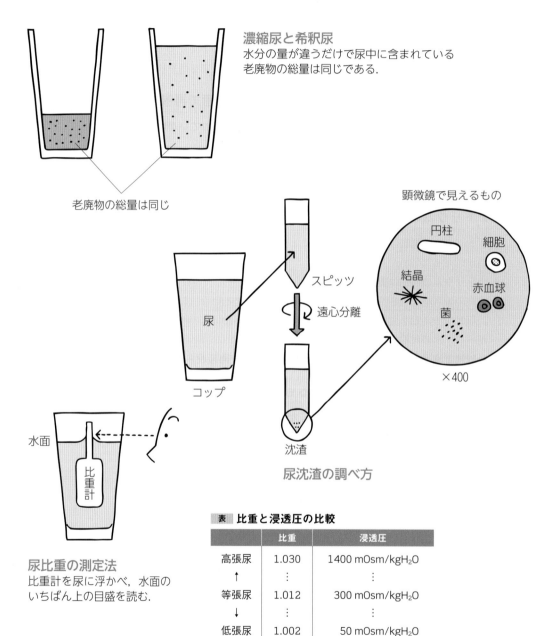

濃縮尿と希釈尿
水分の量が違うだけで尿中に含まれている
老廃物の総量は同じである.

老廃物の総量は同じ

顕微鏡で見えるもの

円柱

細胞

結晶

赤血球

菌

×400

スピッツ

遠心分離

尿

コップ

沈渣

尿沈渣の調べ方

水面

比重計

尿比重の測定法
比重計を尿に浮かべ，水面の
いちばん上の目盛を読む.

表 比重と浸透圧の比較

	比重	浸透圧
高張尿	1.030	1400 mOsm/kgH$_2$O
↑	⋮	⋮
等張尿	1.012	300 mOsm/kgH$_2$O
↓	⋮	⋮
低張尿	1.002	50 mOsm/kgH$_2$O

24時間尿の値はだいたい1.015程度である.

◀ 尿の量や質は身体の状態を反映している.

▶ **1日の正常尿量は約 1〜1.5 L 程度である.**

1日の尿量 2.5 L 以上を多尿という. 多尿の原因は単なる水分の過剰摂取のことが多いが, 腎やホルモンに異常がある場合もある(→p.115).

▶ **1日の尿量が 400 mL 以下を乏尿という.**

腎の濃縮力には限界があるので, 体内の老廃物を完全に排泄するには最低 400 mL/日の尿量が必要である. 乏尿が続くと老廃物が徐々に体内に蓄積してくる.

▶ **腎での尿生成が停止すれば無尿となる.**

無尿とは1日の尿量が 100 mL 以下のことをいい, 尿量 0 mL/日とは限らない.

▶ **頻尿とは排尿回数が多いもの(約 10 回/日以上)をいう.**

頻尿と尿量とは直接関係なく, 頻尿だからといって多尿とは限らない.

▶ **尿閉とは, 腎では尿は生成されているが尿路の異常で尿が体外に排出されない状態をいう.**

尿路の異常がなくても, 患者のプライバシーが守られなかったり, 仰臥位のままだったりすると, 排尿動作(→p.170)がうまく行えず, 排尿が困難になることがある.

▶ **尿失禁とは自分の意志とは関係なく排尿がおこることである.**

◀ 尿量は身体の水分の量を反映している.

▶ **水分摂取が多いと, 多尿となり尿比重は低下する**(→p.172).

逆に水分摂取が少ないと, 尿量は減少し尿の比重は高くなる. 尿比重は尿中の物質の濃度で決まる.

▶ **尿の比重と尿の浸透圧はほぼ比例する.**

比重のほうが手軽に測定できるが, 浸透圧のほうが信頼性が高い. 比重は温度により変化するので, 尿比重測定には温度補正が必要である.

◀ 血漿より浸透圧が高い尿を高張尿, ほぼ等しいものを等張尿, 低いものを低張尿という.

▶ **高張尿のことを濃縮尿, 低張尿のことを希釈尿ともいう**(→p.7).

◀ 尿検査は手軽にでき患者にほとんど苦痛を与えない.

▶ **尿は一般に弱酸性である.**

通常, 腎は尿中に酸を排泄しているので尿は弱酸性である. ただし, アルカリ性の食品を多食すると尿はアルカリ性になる(→p.11).

▶ **正常の尿は淡黄色で清澄だが, 塩類などが析出して混濁していることもある.**

尿を放置しても徐々に混濁してくるので, 尿の混濁だけでは異常とはいえない.

▶ **正常の尿には蛋白質もグルコース(ブドウ糖)も含まれていない.**

蛋白質は糸球体で濾過されず, グルコースは濾過されるが尿細管で完全に再吸収されてしまうからである.

▶ **尿沈渣とは尿中の有形成分を遠心分離して集めたものである.**

尿沈渣を顕微鏡で調べると, 血球, 細胞, 円柱, 細菌, 析出した塩の結晶などが見えることがある. ただし, 健常者ではほとんど何も見えない.

167

腎の内分泌機能, 腎不全

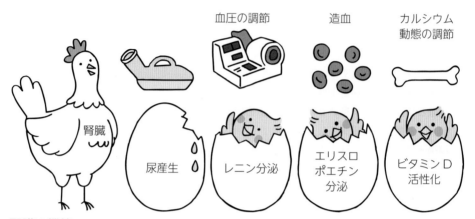

血圧の調節　　造血　　カルシウム動態の調節

腎臓

尿産生　　レニン分泌　　エリスロポエチン分泌　　ビタミンD活性化

腎臓の機能
腎臓には尿産生以外の機能として，レニン分泌，エリスロポエチン分泌，そしてビタミンDの活性化などがある.

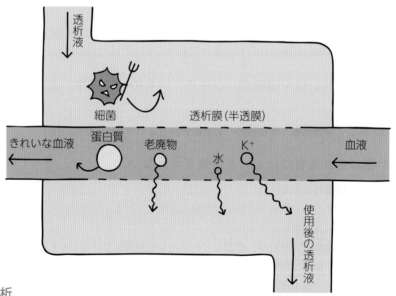

透析液

細菌　　透析膜(半透膜)

きれいな血液　　蛋白質　　老廃物　　水　　K⁺　　血液

使用後の透析液

血液透析
半透膜を介して血液中から老廃物などを透析液に抜きとる. 細菌や蛋白質は大きいので半透膜を通れない.

腎臓の機能は尿を作るだけではない.

▶ **腎臓はレニンを分泌して血圧を調節している.**
血圧が低下すると腎臓はレニンを分泌する. レニンは血圧を上昇させるホルモンである. 糸球体での濾過の原動力は血圧であったことを思いだそう. 十分な血圧がないと尿が作れないので, 血圧が低下すると腎臓は自分で血圧を上げようとするのである.

▶ **腎臓はエリスロポエチンを分泌して造血を調節している.**
赤血球は骨髄で作られるが, この産生量は腎臓から分泌されるエリスロポエチンによって調節されている. すなわち, 腎臓が赤血球量を決めているのである(→p.19).

▶ **腎臓はビタミン D を活性化する.**
経口摂取されたり皮膚で合成されたビタミン D はこのままではまだ活性をもっておらず, 腎臓で変化して初めて作用をもつようになる. このように腎臓はビタミン D を活性化することにより体内のカルシウム動態に影響を与えている(→p.108).

腎機能の低下を腎不全という.

▶ **腎不全では排泄されるべき物質(水, 酸, カリウム, 老廃物など)が体内に蓄積してしまう.**
その結果, さまざまな症状を呈するようになる. この状態を尿毒症という. たとえば, 水分の排泄が低下し水分が体内に貯留して肺水腫に, 酸の排泄が低下して代謝性アシドーシス(→p.11)に, カリウムの排泄が低下して高カリウム血症などになる.

▶ **カリウムが高いと心室細動をおこして急死する.**
腎不全で非常に注意すべきものに高カリウム血症がある. なお, 高カリウム血症のときは心電図で T 波が高くなる(→p.65).

▶ **尿毒症では尿量は減少し, 出るのは等張尿である.**
尿毒症では腎臓の濃縮力も希釈力も低下しているので, 少量の等張尿が出るにすぎない.

▶ **腎不全では高血圧, 貧血, 骨折などもおこる.**
腎臓の内分泌・代謝機能も障害されるからである.

腎不全の治療は透析か腎移植である.

▶ **透析とは血中の老廃物などを半透膜を介して透析液に抜きとる方法である.**
老廃物などの排泄されるべき物質のほとんどは分子量が小さいので, 半透膜を通過できる.

▶ **透析には血液透析と腹膜透析とがある.**
血液透析とは人工の半透膜を介して透析を行う方法である. この器具を人工腎臓とよぶこともある. 腹膜透析は透析液を腹腔内に入れ, 腹膜という半透膜を介して透析を行う方法である. 腹膜透析は腹膜炎をおこす可能性があるが, 特別な機械は不要で, わりと簡単にできる.

▶ **透析では腎臓の内分泌や代謝の機能までは代償できない.**
透析では水分や老廃物の除去だけが行われるにすぎない.

▶ **腎不全患者には厳密な水分・塩分制限が必要である.**
尿が出ないと飲んだ水分はそのまま体内に貯留してしまうし, ナトリウムは水を引きつけてやはり水分を貯留させる. また, カリウムは心室細動をおこすおそれがある(→p.65). このように透析患者には厳密な水分・塩分制限が必要であり, カリウムを多く含んだ食品(生野菜や果物)の摂取制限も必要である.

尿路

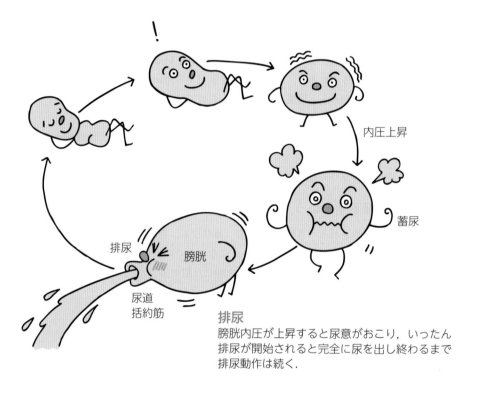

内圧上昇

蓄尿

排尿
尿道
括約筋
膀胱

排尿
膀胱内圧が上昇すると尿意がおこり，いったん
排尿が開始されると完全に尿を出し終わるまで
排尿動作は続く．

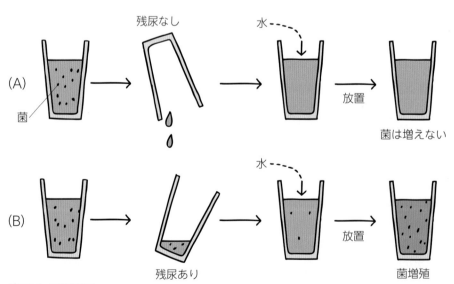

残尿なし

水

(A)

菌

放置

菌は増えない

水

(B)

残尿あり

放置

菌増殖

残尿と細菌増殖
少量の細菌を含んだ水をコップに入れ，それを (A) のように完全にこぼすと菌は増えない．
しかし，(B) のように少し水を残しておくと菌は増殖してしまう．

尿路は尿管，膀胱，尿道からなる．

- **尿路では尿の成分や量は変化しない．**
  尿路は単なる尿の通路である．
- **尿路では尿の流れは一方通行であり，逆流はしない．**
  尿の流れが一方向性であるということは，菌の外尿道口からの侵入や腎への上行を防ぐうえで
  きわめて重要なことである．

膀胱には蓄尿と排尿との 2 つの機能がある．

- **膀胱内圧が上昇すると尿意がおこる．**
  知覚神経が膀胱内圧の上昇を尿意として感じとっている．具体的には，健康な成人では膀胱内
  に 200〜300 mL の尿がたまると膀胱内圧が上昇し尿意がおこる．また，腹圧が上昇したり神
  経が過敏になると少ない尿量でも尿意を感じるようになる．
- **膀胱の出口には尿道括約筋がある．**
  尿道括約筋は蛇口の栓のようなものである．

普段は膀胱壁は弛緩し，尿道括約筋は収縮して尿を膀胱内にためる．

排尿時には膀胱壁は収縮し，尿道括約筋は弛緩して膀胱から尿を押し出す．これらの動作は自
律神経と，運動神経および知覚神経との複雑な共同運動により初めて可能となる．なお，蓄尿
と排尿の中間という状態は存在せず，常に必ずどちらかの状態にセットされている．

- **いったん排尿が開始されると完全に尿を出し終わるまで排尿動作は続く．**
  排尿の開始は大脳からの命令であるが，排尿動作の継続と終了は反射的なものである．した
  がって，中枢神経や末梢神経のどこに異常があっても円滑な膀胱機能は営めなくなる．
- **排尿後の膀胱内に残尿はほとんどない．**
  もし残っていれば異常であり，これを残尿という．

残尿があると菌が繁殖しやすい．

残尿がなければ，尿路は常に洗浄されているのと同じことなので，菌の繁殖する場所も時間も
なくなる．

- **女性のほうが膀胱炎になりやすい．**
  尿路感染症では菌は外尿道口から侵入してくる．したがって，尿道の短い女性のほうが膀胱に
  菌が到達しやすい．

細菌性膀胱炎

- -

細菌性膀胱炎は外尿道口から菌が侵入して発症するので，その予防の基本は外陰部を清潔に保つこ
とである．原因の菌は大腸菌が多く，これは便つまり肛門周囲からきたものであろう．たくさん水
を飲んで頻繁にトイレに行くことは，膀胱炎の予防にはよいことである．なお，膀胱内の菌が尿管を
上行して腎臓に到達すると腎盂腎炎となり，高熱が出る．膀胱内にカテーテルを留置すると尿路感
染症をおこしやすくなる．

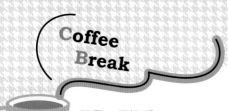
Coffee Break

尿量と尿比重

水分の実際の必要量に対して摂取水分の過不足は尿量で調節される．しかも尿素などの1日の総排泄量は一定であるから，尿量が多くなるとその分うすくなるわけである．水分出納を考えるときには，経口摂取量と尿量ばかりでなく，発汗，下痢，嘔吐，さらに，補液，輸血などの量も考慮に入れなければならない．また，最後の排尿の時間やそのときの尿量も水分出納に対する重要な情報である．なお，糖尿病などでは尿中に多量のグルコースなどが混入してくるので，多尿であっても高比重となることがある．

フィッシュバーグ濃縮試験

腎機能検査法の1つで，飲水を制限したときにどのくらい濃い尿が出るかを調べるもの．腎の濃縮力の試験である．なお，逆に水を多量に飲ませて腎の希釈力を調べるフィッシュバーグ希釈試験というものもある．

クリアランス

腎機能の表現法の1つにクリアランスというのがある．クリアランスの概念はややむずかしいので他書を参照のこと．なお，いま理屈はわからなくとも「クレアチニンクリアランス　イコール　GFR」と記憶しておくと将来きっと役に立つ．

看護師国家試験既出問題

成人の1日の尿量で乏尿と判断する基準はどれか．
1. 100 mL 以下
2. 200 mL 以下
3. 400 mL 以下
4. 600 mL 以下

解説 乏尿の定義は 400 mL/日以下（p.167）．
答え [3]

第 **11** 章

神経

ニューロン

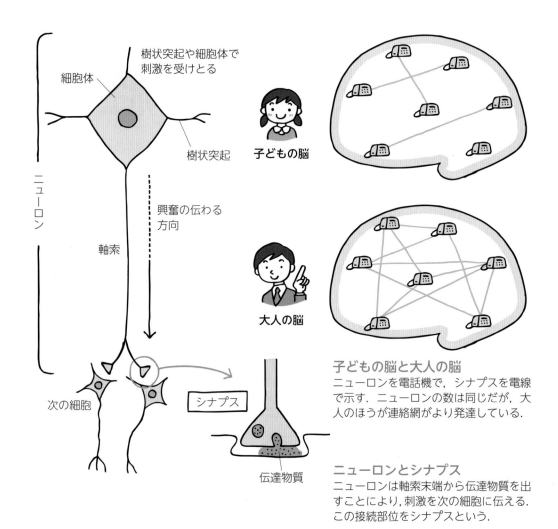

樹状突起や細胞体で刺激を受けとる

細胞体

樹状突起

ニューロン

興奮の伝わる方向

軸索

次の細胞

シナプス

伝達物質

子どもの脳

大人の脳

子どもの脳と大人の脳

ニューロンを電話機で，シナプスを電線で示す．ニューロンの数は同じだが，大人のほうが連絡網がより発達している．

ニューロンとシナプス

ニューロンは軸索末端から伝達物質を出すことにより，刺激を次の細胞に伝える．この接続部位をシナプスという．

ニューロンは増殖しない

胎生初期でニューロンの分裂増殖は基本的には完了している．その後はニューロンの数はほとんど増えないといっていい．つまりニューロン自体の数は小児も成人もほぼ同じである．小児より成人のほうが知能が高いのは，ニューロンの樹状突起や軸索が成長しシナプスの数が増えたからである．また，いったん死んだニューロンは原則として再生しない．神経系には神経幹細胞が存在し，新しいニューロンを作る能力はあるがその力は弱く，脳梗塞などで広範に死滅した多数のニューロンを再構築できるほどの強い再生能力は，今のところ引き出せていない．

神経の細胞をニューロンという.

► **ニューロンは細胞体,樹状突起,軸索からなる.**
樹状突起はたくさんあるが,細胞体は1個,軸索も始まりは1本である.樹状突起と軸索は枝分かれしている.

► **ニューロンは情報の入口と出口が決まっている.**
情報は**樹状突起**または**細胞体**で受けとめる.情報を出すのは**軸索末端**からである.

► **軸索のことを神経線維という.**
軸索はあたかも糸のようなものなので神経線維という.樹状突起も神経線維に含めてもよい.つまり,ニューロンは神経細胞体と神経線維とからなるともいえる.

ニューロンは興奮する.

► **ニューロンには興奮と静止の2つの状態しかなく,両者の中間はありえない.**

► **興奮はすばやくおこる.**
興奮が生じておさまるまでの時間はおよそ**数ミリ秒**である.つまり神経は1,000分の1秒の単位で活動しているのである.

► **興奮には電気が関与している.**
興奮とはイオンの出入りによる電位の変化であるが,このしくみはややむずかしいので電気が関与していることだけを覚えておこう.

► **興奮はまず細胞体で生じ,そして軸索に伝わっていく.**
興奮のまずおこる場所は情報の入口,つまり樹状突起もしくは細胞体である.次にこの興奮は軸索を伝わっていき最後は軸索末端まで到達した後,伝達物質を放出する.そして次の細胞はその伝達物質を受けとることにより命令が伝わっていくのである.なお,これらの所要時間は100分の1秒以下である.

興奮したニューロンは軸索末端から伝達物質を出す.

ニューロンの仕事はこの伝達物質を出すことである.

► **伝達物質の種類はニューロンによって決まっている.**
伝達物質は化学物質であり,その代表にアセチルコリンやノルアドレナリンなどがある.

► **伝達物質を出すことにより情報を次の細胞に伝える.**
次の細胞はニューロンのこともあれば一般の細胞のこともある.

► **ニューロンの接続部位をシナプスという.**
ニューロンが次の細胞に情報を伝える場所がシナプスである.

► **シナプスは一方通行である.**
シナプスでの刺激の伝わる方向は,軸索末端→次の細胞の一方通行であり,反対方向には伝わらない.

ニューロンは回路網を形成している.

多数のニューロンがお互いに連結し合うと高度な仕事ができるようになる.脳はおおよそ数百億個以上ものニューロンが複雑な回路網を形成したものである.

注:一口にニューロンといってもきわめて多数の種類があり,形態も機能もさまざまである.ここではニューロンの代表的な特徴について説明してある.この説明にあてはまらないニューロンもたくさん存在する.

末梢神経

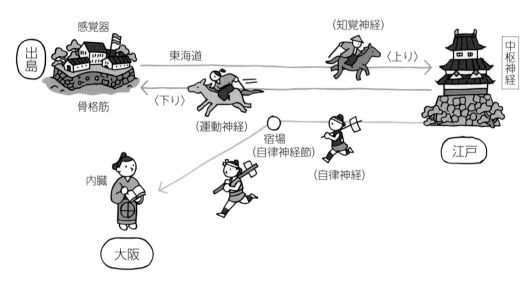

3種類の末梢神経

江戸と出島とは上りと下りの早馬で結ばれ，大阪とは下りの飛脚で結ばれている．
飛脚用に途中1か所宿場があり，ここで配達人が交代する．この宿場を自律神経節という．
江戸は中枢神経を，上りの早馬は知覚神経を，下りの早馬は運動神経を，下りの飛脚は自律神経を
それぞれ表している．

表　末梢神経の分類

大分類	小分類	末梢組織	方向	性質
体性神経	知覚神経	感覚器	求心性（上行性）	知覚性
	運動神経	骨格筋	遠心性（下行性）	運動性
自律神経		内臓など		

末梢神経はこのように大きく3種類に分けられる．なお，自律神経はさらに交
感神経と副交感神経とに分けられる（→p.178）．

末梢神経系は身体の組織と中枢神経系とを結ぶ電線である.

ヒトの神経系は中枢神経系(脳と脊髄)と末梢神経系とに分けられる.

▶ **末梢神経は神経線維の束である.**

末梢神経系は体中に張りめぐらされた電線である. たとえば坐骨神経のように解剖学的に「〜神経」と名称がついているものは, 神経線維が多数集まって束になったものである.

▶ **神経には行きの線維と帰りの線維とがある.**

中枢神経からの命令を末梢組織に伝えている線維を遠心性線維, 逆に末梢組織の情報を中枢神経に伝えている線維を求心性線維という. 1本の線維は遠心性線維か求心性線維かのどちらかである. 遠心性を下行性, 求心性を上行性ともいう.

▶ **切れた線維はうまくすればつなぐことができる.**

末梢神経では切れた軸索はうまくいくと再び線維を伸ばして似たようなシナプスを作ることができる. これは中枢神経のニューロンにはできない芸当である. しかし, 細胞体が損なわれたものはたとえ末梢神経でも再生不可能である.

末梢神経には3種類ある.

知覚を伝える神経と, **骨格筋**を動かす神経と, **内臓**を動かす神経である.

知覚を伝える神経を知覚神経という.

知覚神経は組織の情報を中枢神経に向かって伝える. 感覚の種類は第13章「感覚」(p.199)を参照.

知覚神経の軸索を知覚線維という.

知覚神経のニューロンは特殊な構造をしており, 軸索と樹状突起とがはっきり区別できないような構造をしているものもある.

骨格筋を動かす神経を運動神経という.

運動神経は中枢神経からの情報(命令ともいうことができる)を骨格筋に伝える.

▶ **運動神経の軸索は遠心性線維である.**

▶ **坐骨神経は運動性線維と知覚線維とを含んでいる.**

坐骨神経は下肢の骨格筋を動かす運動性線維と, 下肢からの知覚を伝える知覚線維の混合したものである. このように坐骨神経に限らず一般の末梢神経は, 運動性線維と知覚線維の両者を含んでおり, 求心性線維と遠心性線維の混合したものである.

▶ **運動神経と知覚神経を体性神経という.**

末梢神経系は体性神経系と自律神経系とに分けられる.

内臓に命令を送っている神経を自律神経という.

たとえばホルモンを分泌させたり平滑筋を収縮させたりするものである. 具体的には心臓, 血管, 平滑筋, 分泌腺などの活動を調節している.

▶ **自律神経には途中に1か所電線の中継点がある.**

これを**自律神経節**という.

自律神経の種類

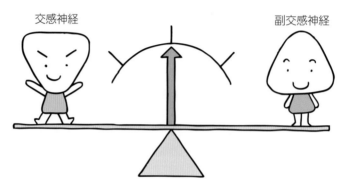

交感神経と副交感神経とは五分五分の状態

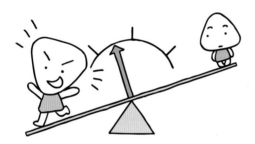 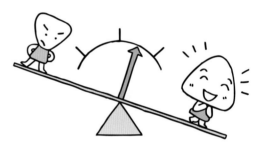

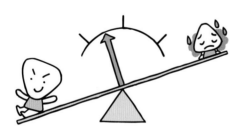 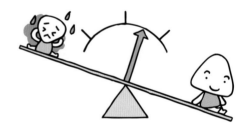

交感神経亢進もしくは副交感神経減弱で
交感神経の勝ち

副交感神経亢進もしくは交感神経減弱で
副交感神経の勝ち

交感神経と副交感神経のバランス
勢いの強いほうが勝ちとなる.

自律神経の命令には意識的なものはない.

随意的に自律神経を制御することはできない．これが自律神経とよばれる理由である．したがって，意識的に胃を動かしたり意識的にホルモンを分泌させたりはできないのである．

自律神経には交感神経と副交感神経とがある.

交感神経と副交感神経とは正反対の作用をもっている．

▶ **交感神経は身体を活発化する.**

別な表現をすると，交感神経はエネルギーを消費し身体を攻撃的な方向に向ける．

▶ **副交感神経は身体を安静化する.**

別な表現をすると，副交感神経はエネルギーを蓄積し身体を防御的な方向に向ける．

生体は交感神経と副交感神経とのバランスのうえに立っている.

交感神経と副交感神経はその勢いの強いほうが勝ちとなる．

▶ **交感神経が非常に活発になっても，また副交感神経が抑制されても，ともに交感神経が優位な状態となる.**

当然，逆の条件では副交感神経が優位な状態となる．

胸腹部の内臓を支配している副交感神経は迷走神経である.

骨盤部にある臓器(泌尿生殖器など)は骨盤神経という名前の副交感神経に支配されている．頭頸部はまた別の副交感神経によって支配されている．

▶ **交感神経は動脈壁を伝わって目的の臓器へ到達する.**

一般の交感神経は動脈の壁にまとわりつきながら目的の臓器まで行くことが多いので，肉眼ではあまりはっきりとは見えにくい．

▶ **自律神経線維は細い.**

これに比べ体性神経線維は太い．

▶ **自律神経は途中で1回ニューロンを代える.**

交感神経は脊柱の傍らにある交感神経幹という所で，副交感神経は体内のあちこちにある神経節という所でニューロンを代える．このように自律神経がニューロンを代える場所を自律神経節という．

交感神経から放出される伝達物質はノルアドレナリンである.

ノルアドレナリンはノルエピネフリンともいう(→p.181)．

副交感神経から放出される伝達物質はアセチルコリンである.

ノルアドレナリンとアセチルコリンはともに非常に重要な伝達物質であるから記憶しておくこと．

自律神経の機能

交感神経と副交感神経のはたらき

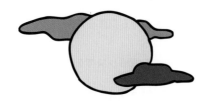

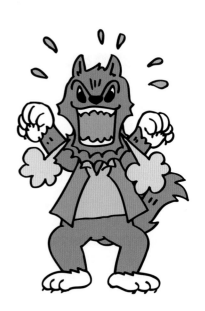

交感神経優位の状態
瞳孔は散大
息づかいは荒くなる(気管支平滑筋が弛緩)
口は乾く(消化液分泌減少)
心拍数は増加
血圧は上昇(血管収縮,心収縮増強)
汗をかく(発汗)
消化器では胃液の分泌は減少し,胃腸の蠕動も低下している.
さらに同時に副腎髄質も刺激され,アドレナリンも分泌されている.

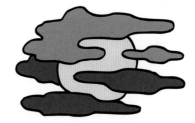

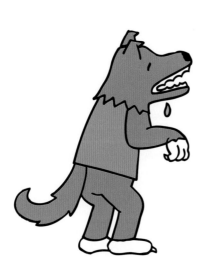

副交感神経優位の状態
喧嘩のない平和な状態でリラックスしているときは,副交感神経が緊張し優位に立っている.このときは上記と全く逆のことが生じている.そして消化作用は促進され,体に栄養を補給している.

◀ 自律神経の組織に対する主な効果は覚えておこう.

- **交感神経が興奮すると瞳孔の散大がおこる.**
  これに対し副交感神経が興奮すると瞳孔は縮小する（→p.207）.
- **交感神経が興奮すると気管支は拡張する.**
  これに対し副交感神経が興奮すると気管支は収縮する（→p.83）.
- **交感神経が興奮すると胃液の分泌抑制がおこる.**
  胃液だけでなく消化液全般の分泌は抑制され，消化管の蠕動運動も抑制される．その結果，消化は抑制される．これに対し副交感神経が興奮すると，胃液をはじめ消化液全般の分泌は亢進し，消化管の蠕動運動も亢進する．つまり，消化は促進される（→p.143）.
- **交感神経が興奮すると心拍数の増加がおこる.**
  さらに心臓の収縮力も増加する．つまり，心臓のはたらきが亢進する．これに対し副交感神経が興奮すると，心拍数は減少し心臓の収縮力も低下する．つまり，心臓のはたらきは抑制される（→p.57）.
- **交感神経が興奮すると血管の収縮がおこる.**
  その結果，血圧は上昇する．これに対し副交感神経が興奮すると血管は拡張し，血圧は下降する（→p.67）.
- **交感神経が興奮すると副腎髄質からアドレナリンの分泌が亢進する.**
  副腎髄質は特殊な臓器で副交感神経の支配は受けていない（→p.121）.
- **交感神経が興奮すると汗の分泌が亢進する.**
  汗腺はある特殊な交感神経の支配を受けている（→p.137）.

◀ 交感神経は消化器にだけは抑制的に，ほかには促進的にはたらく.

副交感神経はこの逆である.

- **消化器の平滑筋は副交感神経により収縮する.**
  消化管の蠕動は平滑筋の収縮によっておこる．つまり副交感神経により蠕動が亢進するのである．胃液などの消化液の分泌も副交感神経により亢進する．交感神経にはこの逆の作用がある.
- **交感神経により血管の平滑筋は収縮し，気管支の平滑筋は弛緩する.**
  同じ平滑筋でも臓器により反応が異なる．これは平滑筋自身の性質が臓器によって異なっているからである．だから，ノルアドレナリンという同じ伝達物質を受けとっても臓器によって反応が変わってくるのである．なお，副交感神経ではこの逆のことがおこる.

◀ 交感神経は攻撃的な状態を作り上げる.

たとえば，喧嘩や決闘の直前の状態を考えてみよう．このときは交感神経が非常に優位の状態である．具体的に身体の状態を見てみると左図のようになる．ちょうどオオカミが獲物を捕るとき（交感神経優位の状態）と，捕った獲物をねぐらにもって帰りそこで落ちついて食べているとき（副交感神経優位の状態）を想像すればよい.

アドレナリンとノルアドレナリン

アドレナリンは副腎髄質から分泌されるホルモンであり（→p.121），ノルアドレナリンは交感神経から放出される伝達物質である．両者はお互いに非常によく似た化学物質でありその作用もよく似ている．したがって，交感神経優位の状態とアドレナリンが分泌されたときの状態ではほぼ同じことがおこる.

中枢神経の性質

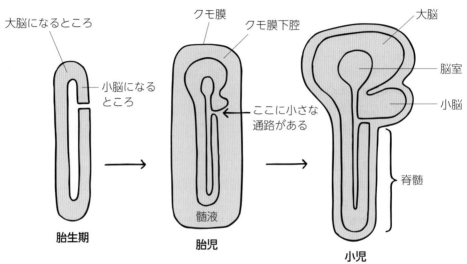

大脳になるところ

小脳になるところ

クモ膜

クモ膜下腔

ここに小さな通路がある

大脳

脳室

小脳

脊髄

髄液

胎生期

胎児

小児

脳と脊髄の発達の様子
脳と脊髄は基本的には同じものであり，内腔をもった1本の棒である．棒の頂点が非常によく発達して大脳となり，棒の途中が後ろに向かって発達してふくらんで小脳となる．内腔とクモ膜下腔には髄液が満たされている．

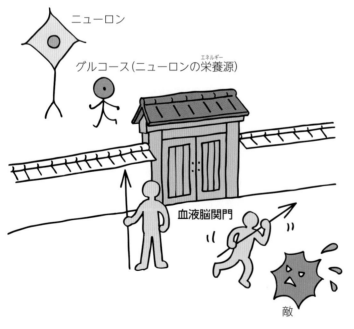

ニューロン

グルコース（ニューロンの栄養源）
エネルギー

血液脳関門

敵

血液脳関門
中枢神経では特殊な関所があって，血液中の物質は自由にはニューロンにまで到達できない．これを血液脳関門(BBBと略すことがある)といい，デリケートなニューロンを外から守るための防御壁である．このため薬の種類によっては，たとえ脳への薬を血中に投与してもうまく脳まで届かないこともある．このような場合には腰椎部から直接髄腔内に薬を投与する．これを腰椎穿刺(→p.189)といい，中枢神経内に直接投与したことになる．

◀ 中枢神経系とは脳と脊髄のことである.

脳と脊髄は基本構造は同じである.

► **ヒトの神経系は中枢神経系と末梢神経系とに分けられる.**
両者は基本的には同じものである. どちらもニューロンが複雑にからみ合ったものである.

◀ 脳と脊髄は同じものである.

► **基本的には脳と脊髄は内腔をもった1本の棒である.**
1本の棒のそれぞれの場所に名前がついている.

► **棒の頂点が非常に発達してふくらんだものが大脳である.**
棒の一部が少し発達して後ろに向かってふくらんだものが小脳である.

► **内腔がふくらんだものが脳室である.**
棒の頂点がふくらんで大脳となり, それにともなって内腔もふくらんで脳室になった.

◀ 脳の発育はニューロンの樹状突起や軸索の成長による.

► **脳が発育してもニューロンの数は増えない.**
ニューロンが分裂するのは胎生初期だけであり, 以後ニューロンは全く分裂増殖しない.

► **成長にともない突起が伸び, シナプスが増える.**
シナプスが増えることにより高度な機能をもつようになるのである.

◀ 脳と脊髄は髄液に浸っている.

► **髄液は透明な液体である.**
脳と脊髄は髄液に浸っており, ちょうど胎児が羊水に浸って保護されているようなものである.
脳と脊髄が入っている容器をクモ膜下腔という.

► **髄液は脳室で作られ, 小さな通路を通って外側に流れる.**
脳室とクモ膜下腔との間には通路がある.

► **髄液圧は側臥位で約10 cmH₂O 程度である.**
髄液圧測定や髄液採取はふつう腰椎部で行う. これを腰椎穿刺(→p.189)という.

◀ 中枢神経系はとてもデリケートである.

► **中枢神経は原則として再生しない.**
中枢神経では神経細胞体はもちろん神経線維も原則として再生しない. 例外的に再生例が発見されてはいるが, まだ治療レベルには遠く, 臨床的には「再生しない」という理解でよい.

► **中枢神経は大食漢である.**
心臓から拍出される全血液量の約20%(約1 L/分)弱が中枢神経に流れる. しかも, 脳への血流が途絶えると数秒で意識を失ってしまい, 数分でニューロンは死んでしまう.

► **血液と脳との間には関門がある.**
血液中の物質は自由にはニューロンに到達できない. これは中枢神経では血管との間に特殊な関所があるからである. これを**血液脳関門**という(左図参照).

中枢神経の構造

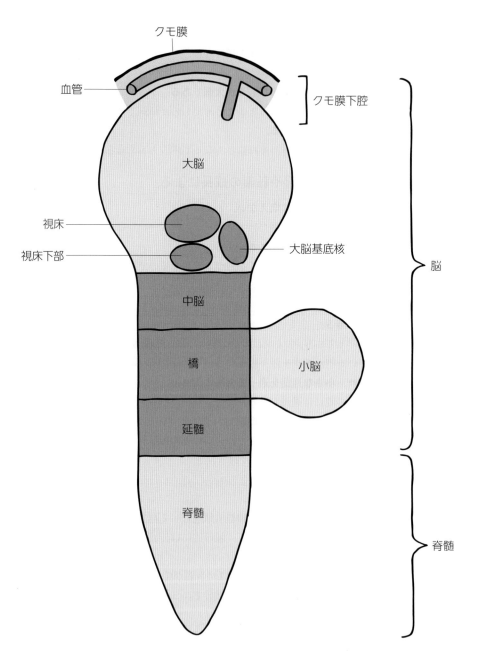

中枢神経系の構造
▬▬部を脳幹という．視床と視床下部を脳幹に含めることもある．ヒトでは大脳が
最も大きい．大脳の基部には大脳基底核がある．

◀◀ 中枢神経系では「判断」を行っている.

中枢神経系では得られた情報をもとに判断を行って新たな命令を下している. この判断には意識をともなうとは限らない.

◀◀ 脳幹には生命維持に必要な中枢がある.

▶ **中脳, 橋, 延髄を脳幹という.**

脳幹部は生命維持に必要な命令を下すさまざまな中枢が存在する. 脳幹部が障害を受けると, もはや生きていけない.

▶ **延髄には呼吸中枢や循環系の中枢などがある.**

延髄では, 心拍数や呼吸数は何回くらいが適切か, 血圧はどのくらいが最適か, などといったことを計算して決定し, 命令を下している(→p.90).

◀◀ 視床下部には自律神経の中枢がある.

たとえば体温中枢(→p.135)や食欲中枢などである.

▶ **視床下部はホルモン分泌の最高中枢でもある.**

視床下部からは視床下部ホルモンが分泌され, 下垂体ホルモンの分泌を調節している(→p.117).

▶ **視床は知覚の中継点である.**

末梢からの知覚は視床を通って大脳皮質の知覚野に送られる. 視床と視床下部は間脳といい, 脳幹に含めることもある. 間脳とは大脳と中脳との間の部分のこと.

◀◀ 小脳は運動の統率を行っている.

▶ **小脳の機能**

たとえば鉛筆をとるという動作では, 手を鉛筆のところまで伸ばしたらそこで止めなければならない. このような運動の統率を行っているのが小脳である. また, 小脳は身体のバランスもとっている. 鳥類は大脳に比べ小脳がよく発達している. 空を飛ぶという行為には, 微妙な運動を統率し, さらに身体のバランスをとる必要があるのであろう.

脳卒中

- -

脳卒中といわれている病気は臨床的には大きく3つある. (1)脳梗塞, (2)脳内出血, (3)クモ膜下出血である. (1)は脳の血管がつまったもの, (2)は脳実質内の動脈が破れて脳実質内に出血したもの, (3)はクモ膜下腔(脳実質の外側)の動脈が破れてクモ膜下腔に出血したものである. (1)(2)は動脈硬化や高血圧にともなうものが多いが, (3)は動脈瘤の破裂によるものが多い. これらはCTスキャンなどで診断できる. それぞれの治療法はすべて異なっている.

大脳

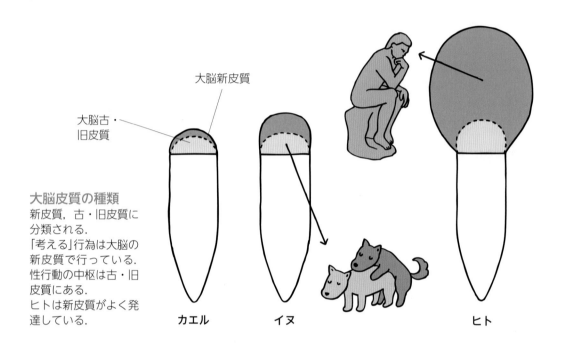

大脳新皮質

大脳古・
旧皮質

大脳皮質の種類
新皮質，古・旧皮質に
分類される．
「考える」行為は大脳の
新皮質で行っている．
性行動の中枢は古・旧
皮質にある．
ヒトは新皮質がよく発
達している．

カエル　　**イヌ**　　**ヒト**

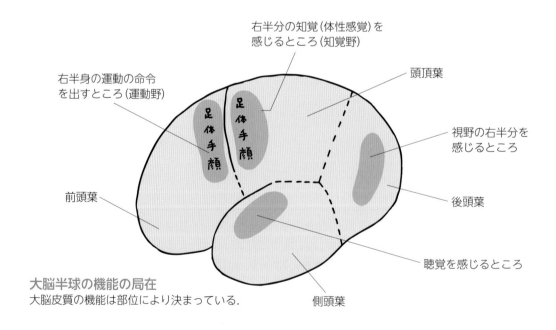

右半分の知覚（体性感覚）を
感じるところ（知覚野）

右半身の運動の命令
を出すところ（運動野）

頭頂葉

足体手顔　足体手顔

視野の右半分を
感じるところ

前頭葉

後頭葉

聴覚を感じるところ

側頭葉

大脳半球の機能の局在
大脳皮質の機能は部位により決まっている．

ヒトは大脳皮質がよく発達している.

大脳皮質は脊椎動物の中では哺乳類が，哺乳類の中では霊長類が，霊長類の中ではヒトが最もよく発達している.

▶ 大脳皮質は新皮質と古・旧皮質とに分けられる.

古・旧皮質は性行動や不快感などの原始的な本能の中枢であり，その発達度はヒトもイヌも同程度である．これらの原始的な本能は視床下部などとも深い関係があるので，古・旧皮質や視床下部などを合わせて辺縁系とよんでいる.

▶ 人間が人間らしくふるまえるのは大脳の新皮質のおかげである.

大脳皮質の大部分は新皮質とよばれている部位であり，ここで高度な知能を生みだしている．知覚や運動はもちろん感情や思考もこの新皮質で行っている．つまり，ヒトが「考える」ことができるのは発達した大脳の新皮質のおかげである.

▶ ヒトの思考は「言語」で行っている.

言語をあやつれるということが，人間とほかの動物との大きな違いである.

大脳皮質には機能の局在がある.

▶ 大脳皮質運動野は運動の最高中枢である.

手足を動かそうという指令はまず大脳皮質の運動野から出される.

▶ 運動野にも身体の部位による局在がある.

左図のように順に下肢（足），体幹（体），上肢（手），頭部（顔）と並んでいる.

▶ 大脳皮質知覚野は知覚の最高中枢である.

知覚は最終的には人脳皮質の知覚野まで伝えられ，そこで知覚として感じとられる．知覚野にも局在があり，たとえば体性感覚は頭頂葉で，視覚は後頭葉で，聴覚は側頭葉で感じている.

▶ 大脳皮質には何種類かの言語中枢がある.

言語の成立にはいくつかのステップが必要である．たとえば，見たり聞いたりした言葉の意味を理解して，そして自分の言いたいことを組み立てて，さらにそれを表現しなければならない．これらのステップごとにそれぞれの中枢がある.

▶ 大脳基部には基底核がある.

大脳基底核は運動制御と関係がある.

大脳基底核は錐体外路系（→p.189）の中枢の 1 つであり，スムーズな運動を行えるようにはたらいている.

知能と脳の大きさ

ヒトの知能が高いのは脳が大きいせいであろうか？　脳の大きさだけを比べるとヒトよりクジラのほうが大きいし，体重に占める脳重量の割合で比べるとヒトよりネズミのほうが大きい．しかし，現実にはヒトはクジラよりもネズミよりも知能が高い．これはおそらくニューロンのシナプスの数はヒトが最も多いからと考えられている．知能は脳の大きさではなく脳のシナプスの数に比例しているのであろう．ニューロンの回路網としての大きさはヒトが最も大きく最もよく発達している.

脊髄, 伝導路

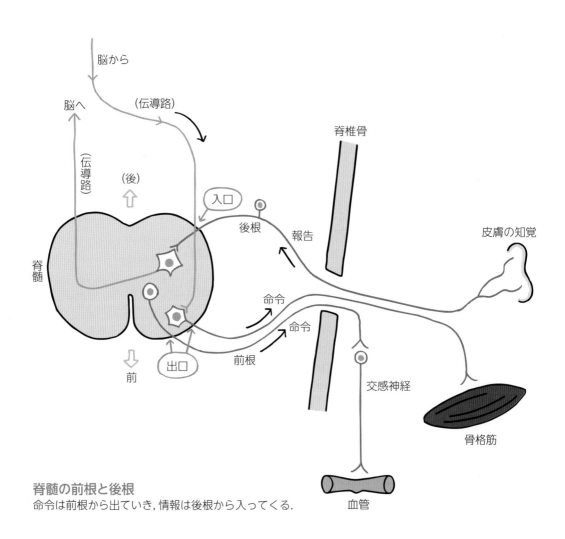

脊髄の前根と後根
命令は前根から出ていき, 情報は後根から入ってくる.

◀ 脳からは 12 対の神経が出ている.

▶ **脳から出ている末梢神経を脳神経という.**
脊髄からは多数の末梢神経が出ているが, 脳から出ているのは 12 本だけである(→p.192). この 12 対の神経にはすべて名前がついている.

▶ **脊髄からは多数の神経が出ている.**
脊椎骨のすきまは 31 か所しかないので, 結局脊髄神経は 31 対になる. なお, 植木算の要領で, 脊髄神経の数は脊椎骨の数より 1 つ多い. この出口の名称から, たとえば第 4 腰神経(L$_4$ と略す)などとよぶことがある(→p.192).

◀ 脊髄と脊椎とは位置がズレている.

▶ **成長にともない脊髄と脊椎の位置のズレが生じる.**
子どものうちは両者の位置はほぼ一致しているが, 骨の成長のほうが大きいので成人ではズレが生じている. したがって, 脊椎下部では髄腔内には脊髄はなく髄液だけである.

▶ **髄液の採取は腰椎部で行う.**
髄腔内に針を入れても腰椎部なら脊髄自体を刺す心配はない. これを腰椎穿刺もしくはルンバールという. ふつうは腸骨の頂上の高さよりも下の位置で刺す.

◀ 脊髄は前が出口, 後が入口である.

▶ **知覚線維は脊髄の後方から入る. これを後根という.**
▶ **運動線維は脊髄の前方から出ていく. これを前根という.**

◀ 運動の指令や知覚が伝わっていく通路は決まっている.

▶ **同じ目的の線維が密集している通路を伝導路という.**
同じ機能を伝える線維は同じ場所を密集して走っており, これを伝導路とよぶ.

▶ **ほとんどの伝導路は中枢神経内で左右が交叉する.**
たとえば右の大脳半球の運動野から出た命令は, 左半身の骨格筋を収縮させる. 同様に右手の痛みは左の大脳半球の知覚野で感じとる.

▶ **運動の指令を伝える伝導路を錐体路という.**
錐体路は視床の横を通り延髄部で交叉する. 脳内出血は視床の横の部位(ここを内包という)でおこることが多く, その場合は出血部の反対側の半身麻痺を生じる.

▶ **錐体路以外に錐体外路というものがある.**
運動の伝導路には錐体路だけでなく, ほかにもたくさんある. たとえば, 運動は複数の筋肉の協調(→p.197)が必要であり, そのために大脳の基底核や小脳を介する経路などがある. これらを総称して錐体外路という. つまり, 錐体路以外の運動路をすべて錐体外路と総称しているのである.

反射

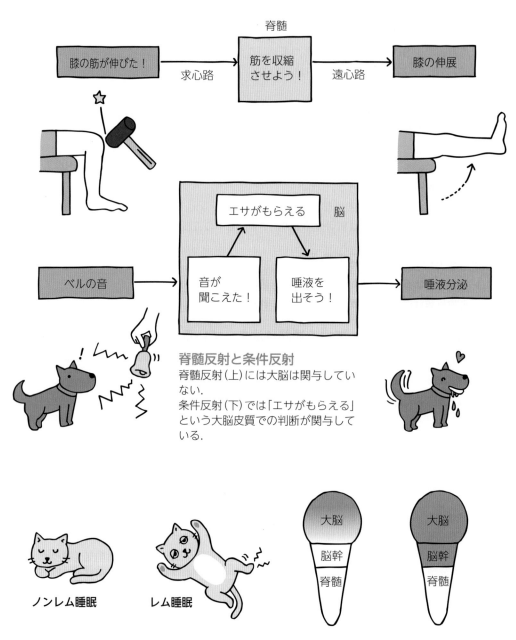

脊髄

| 膝の筋が伸びた！ | → 求心路 | 筋を収縮させよう！ | → 遠心路 | 膝の伸展 |

脳

エサがもらえる

ベルの音 → 音が聞こえた！ → 唾液を出そう！ → 唾液分泌

脊髄反射と条件反射
脊髄反射（上）には大脳は関与していない．
条件反射（下）では「エサがもらえる」という大脳皮質での判断が関与している．

ノンレム睡眠　　レム睡眠

ノンレム睡眠とレム睡眠
レム睡眠時には，全身の筋肉の脱力が生じているが，時々ピクピクとけいれんのようにあちこちの筋が収縮する．とくに動眼筋がよく収縮する．

大脳　脳幹　脊髄　　大脳　脳幹　脊髄

植物状態（左）と脳死（右）
青色部が障害を受けた部位．植物状態では脳幹部の機能は温存されている．

感覚受容器→中枢神経系→効果器の反応を反射という.

たとえば膝をたたくとその刺激が求心路を経て脊髄へ行き，そこのシナプスを介して遠心路に命令が伝わり膝が伸びる．これを膝蓋腱反射といい，脊髄レベルの反射である．この反射は大脳を介していないので，無意識的におこる.

▶ **パブロフのイヌは条件反射の代表である.**

イヌにエサを与えるとき毎回鐘の音を聞かせていると，ついには鐘の音を聞いただけで唾液を分泌するようになることをパブロフが発見した．このように反射には大脳皮質の記憶の機能を介したものもある.

睡眠は最も効果的な安静である.

睡眠は脳も体も休めることができる.

▶ **睡眠中は随意機能は消失し，代謝は減少する.**

その結果，体温は低下し呼吸数や尿量なども低下する.

▶ **ノンレムとレムの2種類の睡眠がある.**

入眠するとまずノンレム睡眠になり，ついでレム睡眠になる．これを一晩に数回繰り返す．ノンレム睡眠は脳の休息，レム睡眠は身体の休息と考えられている．夢はレム睡眠時に見ている.

▶ **レム睡眠時には目が動いている.**

レムとは「目が速く動いている(rapid eye movement：REM)」という意味である．レム睡眠時には，動眼筋が収縮するので眼球が動く.

▶ **子どものほうが睡眠時間が長い.**

とくにレム睡眠の時間が長い．なぜ子どもには長い睡眠時間が必要なのかはわかっていない.

脳の活動電位を記録したものを脳波という.

脳波の原理は心電図(→p.58)と同じである．ニューロンの興奮には電気の流れをともなっている．脳はニューロンの塊であるから，脳全体のニューロンの活動電位の総計を脳波として頭の表面から記録できる．脳波はEEGと略す.

▶ **脳波には周期的な波がある.**

この周期によりいくつかの波に分類されている．たとえば覚醒時，精神的に興奮するとβ波(小さい振幅で周波数の高い波)が見られ，安静時にはα波(大きい振幅で周波数の低い波)が見られる.

▶ **てんかんなどでは特徴的な脳波が出現する.**

脳波検査でてんかんなどの診断ができることがある．なお，睡眠中は脳波にも変化が現れる.

脳死と植物状態とは違う.

▶ **脳死とは脳幹部と大脳の全機能が完全に廃絶した状態である.**

脳死では自力呼吸ができないので人工呼吸が必須である．脊髄は生きていることもあるので，脊髄反射は残ることもある．つまり，脳死でも手足がピクピク動くことはある.

▶ **植物状態とは大脳皮質の機能が低下した状態である.**

植物状態にはさまざまな程度があるが，基本的には大脳皮質における人間的な「思考」などができなくなっただけで，脳幹部の機能は温存された状態をいう．したがって，自力呼吸はできるが意志の疎通はできない.

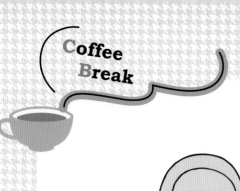

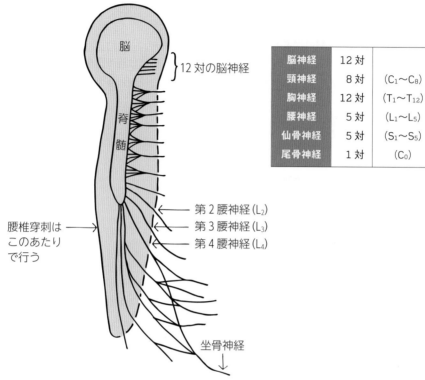

脳神経	12 対	
頸神経	8 対	(C_1～C_8)
胸神経	12 対	(T_1～T_{12})
腰神経	5 対	(L_1～L_5)
仙骨神経	5 対	(S_1～S_5)
尾骨神経	1 対	(C_0)

12 対の脳神経

第 2 腰神経(L_2)
第 3 腰神経(L_3)
第 4 腰神経(L_4)

腰椎穿刺は
このあたり
で行う

坐骨神経

脳神経と脊髄神経

脊髄神経は多数(31 か所)の脊椎骨のすきまから出た後，互いに分岐，吻合を行い，そして目的の組織に向かう．たとえば坐骨神経は第 4 腰神経～第 3 仙骨神経(L_4～S_3)の 5 本の枝から成り立っている．なお，脊椎骨の数は，頸椎 7 個，胸椎 12 個，腰椎 5 個であり，仙骨は 5 個の骨が合体し，尾骨は 3～5 個の骨が合体している．

看護師国家試験既出問題

交感神経の緊張状態はどれか.
1. 瞳孔の収縮
2. 気管支の収縮
3. 心拍数の減少
4. 末梢血管の収縮

解説 p.181 を参照. 1. 瞳孔は散大. 2. 気管支は拡張. 3. 心拍数は増加. 4. 正しい.
答え [4]

第**12**章

筋

▶ 筋収縮のしくみ

▶ 骨格筋

Coffee Break

筋収縮のしくみ

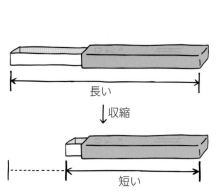

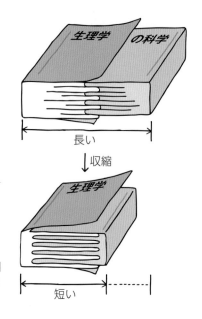

筋収縮の原理

箸入れのふたが出たり入ったりすると全体の長さが変わる. 別な例で説明すると, 本を2冊組み合わせるとき, かみ合わせを小さくすると長くなり, かみ合わせを大きくすると短くなる. 筋が収縮して短くなるときは, このような変化が生じている.

収縮し, 長さは
短くなる

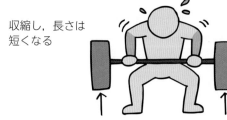

収縮するが,
長さはそのまま

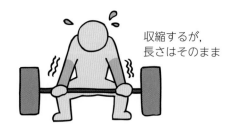

筋収縮と筋の長さ

バーベルを持ち上げたときは筋は収縮し, 筋の長さは短くなっている(左). バーベルを持ち上げられなかったときも, やはり筋は収縮しているが, 筋の長さは変化していない(右). このように筋の収縮には長さの変化をともなうものとともなわないものとがある.

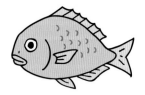

タイ：白筋が多い

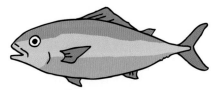

マグロ：赤筋が多い

白筋と赤筋

タイは持続力よりも瞬発力のほうが重要なので白筋が多い. マグロやカツオは瞬発力よりも持続力のほうが重要なので赤筋が多い.

骨格筋は筋線維が束になったものである.

▶ 筋肉には，骨格筋，平滑筋，心筋の3つがある(→p.198).

▶ 骨格筋には顕微鏡で横紋(横しま模様)が見える.

だから骨格筋を横紋筋ともいう．心筋にも横紋が見えるが，平滑筋には横紋は見えない.

▶ 横紋が滑り込んで筋収縮がおこる.

収縮時には横紋と横紋との距離が短くなっている．なお，平滑筋(血管，腸管など)の収縮のしくみはまだよくわかっていない．なお，筋収縮にはカルシウムイオンが重要なはたらきをしている.

筋に力が入っても筋肉の長さが短くなるとは限らない.

▶ 筋に力が入ることを収縮という.

筋肉では「収縮」という言葉の定義は「筋に力が入ること」であり，長さの変化はともなわなくてよい．つまり，「収縮」したからといって「縮む」とは限らない．このように筋の長さが変わらない収縮(等尺性収縮)もあるのである.

筋収縮のエネルギーは ATP である.

ATP(アデノシン三リン酸)を分解することにより収縮に必要なエネルギーを得ている.

▶ 筋肉ではクレアチンという形でエネルギーが貯蔵されている.

クレアチンは簡単に ATP に変換できる．現金を通帳という形で貯蔵できるように，ATP はエネルギーをクレアチン(正確にはクレアチンリン酸)という形で貯蔵できる.

▶ クレアチンはクレアチニンというものに変えられて捨てられる.

クレアチニンはその特殊な性質により腎機能検査に利用されている(→p.172).

▶ 筋収縮にともない熱が発生する.

骨格筋は最大の熱産生器官である(→p.131).

骨格筋線維には白と赤がある.

筋線維には白く見えるものと赤く見えるものがある.

▶ 白筋線維は強い力が出るが，疲れやすい.

白筋線維には解糖系酵素(→p.103)が多く，酸素を使わずに ATP を作っている.

▶ 赤筋線維は瞬発力は弱いが，疲れにくい.

赤筋線維には酸化的酵素(クエン酸回路に関係する酵素のこと)が多く，酸素を使って ATP を作っている(→p.103).

▶ ヒトの筋肉にほとんどは白筋線維と赤筋線維とが混合したものである.

身体を支えたり姿勢を保ったりしている筋肉は休みなくはたらき続けねばならないので，赤筋線維の割合が大きい.

筋収縮を続けると乳酸が蓄積してくる.

▶ 酸素が十分に供給されれば乳酸は減少する.

酸素供給が不十分だと乳酸の量はさらに増加する.

▶ 死亡後には筋硬直がおこる.

死亡すると酸素や栄養の補給も老廃物の除去もできなくなるので，筋肉は硬くなり伸びも縮みもしなくなる．これを死後硬直という.

▶ 硬直の程度から死亡時間を推定できる.

法医学では重要な点である.

骨格筋

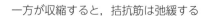

一方が収縮すると，拮抗筋は弛緩する

拮抗筋のバランスがくずれると，スムーズな運動ができない

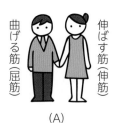
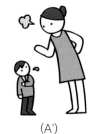
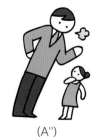
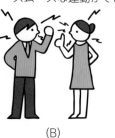
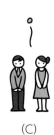

曲げる筋（屈筋）　伸ばす筋（伸筋）

(A)　　　　(A')　　　　(A'')　　　　(B)　　　　(C)

拮抗筋
拮抗筋は似合いのカップルのようなもので(A)，片方が強く意見を言うときは他方はその分おとなしくしている(A'，A'')．2人とも強く意見を言うとケンカになるし(B)，2人ともおとなしくすると仕事が進まない(C)．

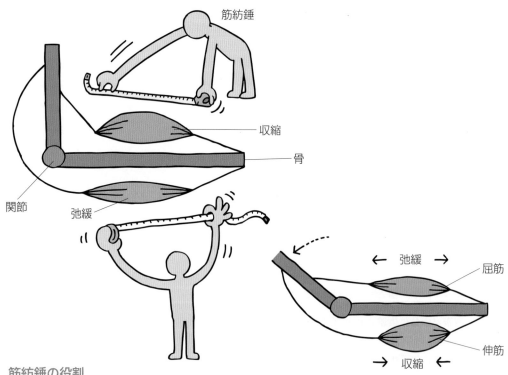

筋紡錘

収縮

骨

関節

弛緩

弛緩　屈筋

収縮　伸筋

筋紡錘の役割
筋がどの程度収縮しているか，どの程度引っ張られているかなどを調べている．

骨格筋は骨を動かす.

▶ **骨格筋は腱で骨につき，骨と骨をつないでいる.**
顔面の表情筋のように例外的に皮膚についているものもある.

▶ **骨格筋は随意筋(意志によって収縮・弛緩できる筋)で横紋筋である.**
心筋は不随意筋(収縮において意志の影響を受けない筋)で横紋筋，平滑筋は不随意筋であり横紋はない.

骨格筋には拮抗筋が存在する.

たとえば，膝には関節を曲げる筋(これを屈筋という)と伸ばす筋(これを伸筋という)とがあり，その相手をお互いに拮抗筋という.

▶ **一方の筋が収縮すると拮抗筋はその分だけ弛緩する.**
両者は適度に緊張し合って関節の動きを調節している. このバランスが重要である.

▶ **拮抗筋とのバランスは無意識に正確にとられている.**
これは中枢神経の重要な仕事である.

▶ **収縮力は上肢では屈筋が強く，下肢では伸筋が強く，腹筋と背筋とでは背筋のほうが強い.**
すべての筋が収縮すると上肢は屈曲，下肢は伸展，身体は背部にそり返る. 脳性麻痺や脳卒中などでは拮抗筋のバランスがくずれ，このような姿勢になることがある.

骨格筋の収縮の程度は筋紡錘で感じとる.

筋紡錘は筋肉中にあり，筋の収縮状態を調べる感覚受容器である(→p.203). 腱にも同様な感覚受容器が存在する.

▶ **筋肉へは知覚神経も通じている.**
筋紡錘からの情報を中枢神経へ伝えるための神経である.

▶ **骨格筋を一瞬引き伸ばすと収縮がおこる.**
たとえば，膝関節下部を軽くたたくと膝が伸びる. これは，たたくことにより大腿四頭筋が受動的に伸長され，筋紡錘から筋が伸びたとの情報が脊髄に伝わり，その結果，筋を収縮させろと命令が下されるからである. これを膝蓋腱反射(→p.191)という.

▶ **腱反射はどの筋でもおこる.**
要するに急に筋を引き伸ばせばよいので，腱に限らず筋自体をたたいても同じことがおこる. しかし，習慣的に腱反射とよぶことが多い.

▶ **中枢神経の異常では腱反射が亢進することが多い.**
腱反射は簡単にできる神経筋の検査法である.

筋肉は使わないと萎縮する.

衰え細くなることを萎縮という. 萎縮と収縮とを混同しないこと. なお，筋肉は適度に使うと発達する.

▶ **飢餓時には筋肉の萎縮がおこる.**
全身のエネルギー源として筋肉中の**蛋白質**を利用するからである.

▶ **運動神経の障害でも筋肉の萎縮がおこる.**
運動神経からの命令が来ず，筋肉を使えない状態が続くからである.

▶ **筋肉自体の病気でも筋肉の萎縮がおこる.**
進行性筋ジストロフィーという疾患がその代表である.

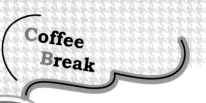

筋の収縮には電気的な興奮をともなう

神経が電気的に興奮する(→p.175)のと同様に，骨格筋の収縮にも電気的な興奮をともなう．この電気を記録したものが筋電図である．筋電図は EMG と略し，心臓における心電図(→p.58)に相当する．筋電図の記録は電極を皮膚表面にはりつける方法と，針の形をした電極を筋肉内に刺す方法とがある．

表 **筋肉の種類**

種類	横紋	随意性	支配神経	主な場所	収縮速度
骨格筋	あり(横紋筋)	随意筋	運動神経	骨と骨の間	速い
心筋		不随意筋	自律神経	心臓	中間
平滑筋	なし			内臓，血管	遅い

看護師国家試験既出問題

筋収縮で正しいのはどれか．
a．筋収縮のエネルギーは ATP の産生による．
b．筋原線維のフィラメントは Ca^{2+} の存在で機能する．
c．アクチンがミオシンの間に滑り込んで収縮する．
d．等尺性収縮では起始部と停止部とが近づく．
    1. a，b
    2. a，d
    3. b，c
    4. c，d

解説 a．ATP の分解によりエネルギーを得ている　b．正しい　c．正しい　d．等尺性収縮とは長さが変わらない収縮のこと
答え [3]

刺激と感覚

(A)	（大便）極小			何もにおわない
(B)	小			何もにおわない
(C)	中		!	臭い！
(D)	中		?	あれ？ 臭さが減ったぞ？
(E)	中			何もにおわなくなっちゃった
(F)	大			臭い！

ここが閾値

順応後の新しい閾値

閾値と順応
(A)(B)は閾値以下なので何もにおわない．(C)では初めてにおったので，この大便のにおいの大きさが閾値である．(D)では順応がおき，(E)ではついに閾値が上昇してしまい，におわなくなった．(F)のさらに大きな大便のにおいは新しい閾値より大きいのでにおう．

感覚とは身体の内外の状態を知るためのものである.

生体は常に身体の内外の状態を調べており，それに対し適切に対処している.

▶ **感覚は感覚受容器で感じとる.**

感覚受容器はニューロン（神経細胞，→p.174）もしくはニューロンによく似た細胞である．この細胞は身体の内外の状態を情報として収集するために特別に変化している.

▶ **感覚は中枢神経（脳・脊髄）に伝えられる.**

感覚は感覚受容器の興奮によって生じ，その興奮が中枢神経に伝えられることによって成立する.

▶ **感覚には自覚できるものと自覚できないものとがある.**

光，音，温度などは自覚できるが，血糖値や浸透圧などはほとんど自覚できない.

▶ **自覚できる感覚は刺激が大脳皮質まで到達している.**

自覚しない感覚は大脳皮質以下のレベルで感覚として成立している.

目は光だけを感じ，音は耳でのみ感じる.

▶ **ある感覚受容器はその目的の感覚のみを感じる.**

目を強くたたくと星が見える．なぜなら目の光受容器は光以外の刺激でも，その刺激が十分に強ければやはり光として感じとるからである.

▶ **目や耳は感覚受容器がさらに発達して特殊な器官を形成したものである.**

このように感覚専用の器官から得られる情報を特殊感覚という.

感覚受容器を興奮させるものを刺激という.

▶ **感覚の強さは刺激の強さに1対1で比例するわけではない.**

たとえば部屋の電球を1個から2個にすると，光量は2倍になっているはずなのに2倍明るくなったとは感じない．せいぜい数十％明るくなったと感じるにすぎない．聴覚も同様で10倍強い音を2倍大きな音として感じる．4倍大きな音と感じるには100倍強い音が必要である．このように，感覚の強さは刺激の強さに直接は比例せず，指数や対数に比例する.

▶ **刺激が持続すると次第に感度が低下してくることがある.**

このような現象を順応や慣れという．たとえば，大便使用中のトイレは自分ではそれほどにおわないが，他人の使用直後のトイレはきわめて臭い．これは自分の大便臭に対して順応が生じたからである．痛覚の順応の程度は弱い.

感じとれる最低の刺激の強さを閾値という.

▶ **閾値より強い刺激は感じられ，閾値より弱い刺激は感じない.**

感じる強さと感じない強さとの境目が閾値である.

▶ **閾値が低いものほど鋭敏である.**

閾値が低いということは，弱い刺激でも感じるということである．閾値が高いということは鈍感であるということである.

感覚障害には感覚受容器の異常と神経の異常とがある.

▶ **感覚受容器と神経とがともに正常のときのみ正常の感覚が得られる.**

神経の異常には末梢神経の異常と中枢神経の異常とがある.

皮膚感覚と深部感覚

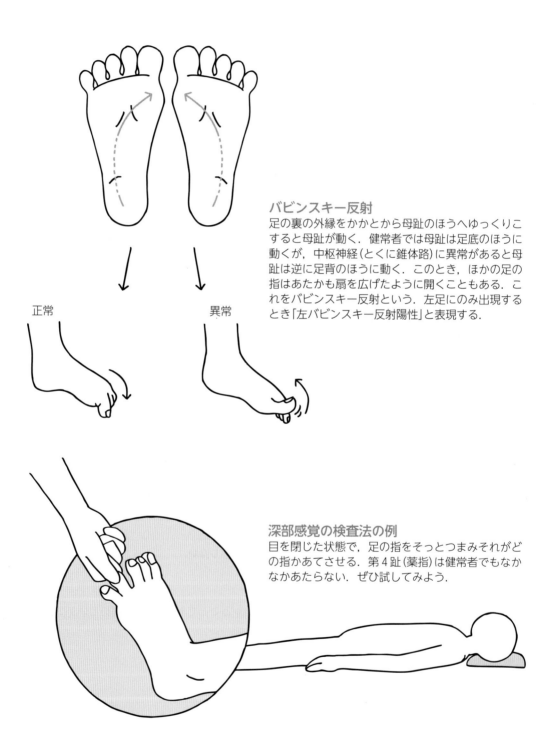

バビンスキー反射

足の裏の外縁をかかとから母趾のほうへゆっくりこ
すると母趾が動く．健常者では母趾は足底のほうに
動くが，中枢神経（とくに錐体路）に異常があると母
趾は逆に足背のほうに動く．このとき，ほかの足の
指はあたかも扇を広げたように開くこともある．こ
れをバビンスキー反射という．左足にのみ出現する
とき「左バビンスキー反射陽性」と表現する．

正常　　　　　　異常

深部感覚の検査法の例

目を閉じた状態で，足の指をそっとつまみそれがど
の指かあてさせる．第4趾（薬指）は健常者でもなか
なかあたらない．ぜひ試してみよう．

皮膚では触圧覚，痛覚，温覚，冷覚を感じる.

それぞれさわった感じ，痛み，温かさ，冷たさの感覚である．触覚と圧覚は分けて考えることもあるが，両者は同じようなものだと思ってよい．陰部への接触刺激による快感をともなう独特な感覚も触覚の一種である．

▶ **これらは触圧点，痛点，温点，冷点で感じる.**

これらの感覚は皮膚のどこでも一様に感じるというわけではなく，触覚と圧覚を感じるのは触圧点など，それぞれの感覚点でのみ感じる．

▶ **感覚点の部位にはその感覚を伝える知覚神経がきている.**

触圧覚，痛覚，温覚，冷覚はそれぞれ異なった知覚神経がその感覚を伝えている．

▶ **皮膚の感覚点は痛点が最も多く，温点が最も少ない.**

痛点＞触圧点＞冷点＞温点の順である．

▶ **感覚点の検査にはナイロン糸やウマの毛を用いる.**

短く切った魚釣り用のナイロン糸を皮膚に垂直にあて，それが彎曲するまで押しつける．これで先が当たっていることがわかれば，その場が触圧点である．細くてコシの強い素材なら何でもよく，かつてはウマの毛が利用されていた．

▶ **臨床での触圧覚の検査には柔らかい毛筆を用いる.**

痛覚には針を，温覚には温めた試験管を，冷覚には冷やした試験管などを用いる．

▶ **振動覚は音叉で検査する.**

音叉に触れると振動を感じる．これを振動覚といい，触覚の一種である．振動覚は骨で感受性が高い．糖尿病などの神経障害では振動覚が障害されやすい．

皮膚感覚は部位により差がある.

▶ **2点を2点とわかる最低距離を2点閾値という.**

皮膚の2点を同時に触れ，それが1点ではなく2点であると識別できる最低の距離のことである．

▶ **2点閾値は指先や口唇などで低く，大腿や背中などは高い.**

皮膚感覚は指先や口唇などで鋭く，大腿や背中などは鈍い．指先や口唇などでは感覚点の密度が高く，かつ表皮が薄いからである．2点閾値は，同じ部位でも方向によって差がある．実際にさわって試してみよう．

骨格筋の収縮の程度や関節の曲がり具合などの情報を深部感覚という.

皮膚より深い部位，および内臓以外の場所，具体的には筋肉や関節などから送られてくる位置や動きの情報を深部感覚という．

▶ **目をつぶっても手足の位置や動きの程度はわかる.**

これは筋肉内にある筋紡錘（→p.196）をはじめ腱や関節からも情報が送られているからであり，身体各部位の位置や方向，さらに動きの程度は目をつぶっていてもわかる．

皮膚のある特殊な部位を刺激すると特徴ある反応がおこる.

▶ **バビンスキー反射は病的反射の代表である.**

健常者ではバビンスキー反射は出現しない．詳細は左図を参照．

痛覚と内臓感覚

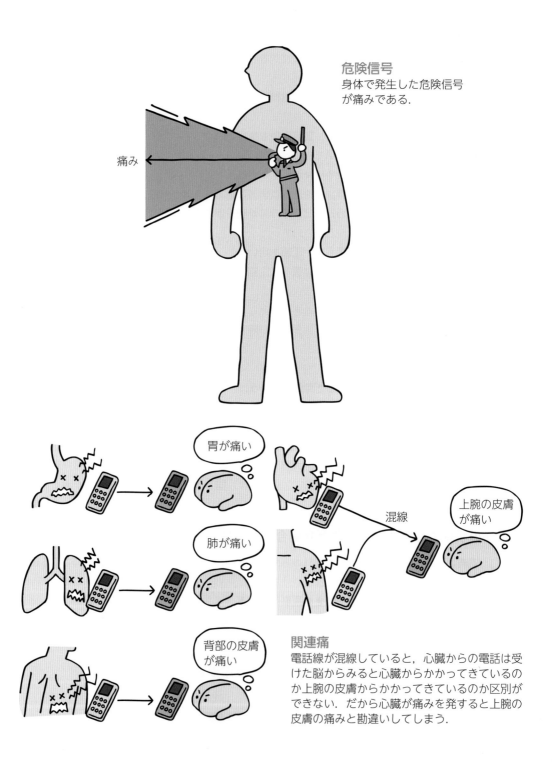

危険信号
身体で発生した危険信号
が痛みである.

痛み

胃が痛い

肺が痛い

上腕の皮膚
が痛い

混線

背部の皮膚
が痛い

関連痛
電話線が混線していると，心臓からの電話は受
けた脳からみると心臓からかかってきているの
か上腕の皮膚からかかってきているのか区別が
できない．だから心臓が痛みを発すると上腕の
皮膚の痛みと勘違いしてしまう．

痛覚は危険を知らせる信号である.

痛みは危険を最小限に抑えるための有益な情報である.

▶ **痛覚は皮膚のみならず内臓でも感じる.**

身体のどこかに異常事態が生じたとき，それを知らせる危険信号として痛みが発生する.

▶ **強い刺激は痛みとして感じる.**

たとえば熱や音もそれが強烈ならどんな刺激もすべて痛みとして感じる.

痛覚は皮膚，腹膜，骨膜などでよく感じる.

痛覚の閾値は部位による差が大きいので，局所麻酔をするときは痛覚閾値の低い部位を重点的に行う必要がある.

▶ **痛みは精神状態により変化する.**

同じ痛覚刺激でもそのときの精神状態で痛みの感じ方は異なってくる.

▶ **鎮痛薬は脳の痛覚神経を抑えているらしい.**

鎮痛薬の中では麻薬が最も作用が強い. 子どもがけがをしたとき母親が優しくなでると痛みがやわらぐのは，脳で麻薬と同じような鎮痛作用をもった物質が産生されるからである. 局所麻酔薬は末梢知覚神経の伝導を抑えることにより，痛みを感じなくしている.

内臓の痛みを皮膚の痛みとして感じることがある.

これを関連痛という.

▶ **関連痛は診断に利用できる.**

たとえば心筋梗塞時は左胸部から左上腕の内側部の皮膚に痛みを感じるので，この部位と心臓の位置とに痛みを感じると心筋梗塞かもしれないと考えることができる.

有益な情報でない痛みもある.

本来は痛覚というものは有益な情報であるが，手術や癌の末期の痛みなどは必ずしも有益とは限らない. このような痛みはなるべく抑えるようにしたほうがよい.

▶ **痛みが激しいと血圧が上昇する.**

激しい痛みは血圧上昇や発汗などの自律神経反射をともなうことが多い. また，逆に血圧が急に下がることもある（→p.214）.

内臓は痛覚以外にもさまざまな感覚を感じる.

これらの感覚を内臓感覚という.

▶ **内臓感覚には空腹感，満腹感，口渇感，悪心(吐き気)，尿意，便意などがある.**

これらは意識にのぼるものであり，身体の原始的な欲求の現れともみなすことができる.

▶ **内臓感覚には体温，血圧，血液の浸透圧，pH，血糖値などもある.**

これらは意識にのぼらないものであり，このような身体の変化も感覚として感じとっている.

▶ **内臓感覚は特殊な感覚受容器で感じとっている.**

たとえば，尿意は膀胱壁の伸展受容器が，血圧は動脈壁の圧受容器が，pH などは化学受容器がそれぞれ感じとっている. また，血糖値の低下などは空腹感としても反映してくる.

視覚と眼球

眼球の構造

外壁は強膜・ぶどう膜・網膜の三重構造をしている．強膜と角膜，ぶどう膜と虹彩，網膜と視神経は同じものである．網膜が光の受容器である．

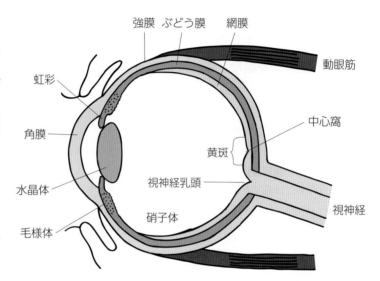

視覚伝導路

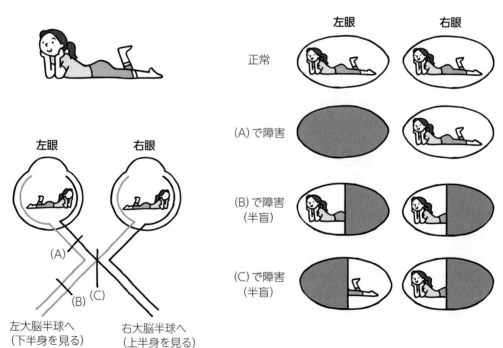

視神経は半分だけ交叉する．（A）の障害では，右眼だけで全身が見え，（B）の障害では両眼とも上半身だけが見える．（C）の障害では左眼では下半身だけが見え，右眼では上半身だけが見える．（B）や（C）を半盲という．

目は脳の一部である.

眼球に光が入り，網膜で光を感じとり，その刺激は視神経を通じて大脳皮質に送られる．網膜と視神経は中枢神経系に含まれる.

涙液には殺菌，洗浄，栄養作用などがある.

涙液は涙腺より分泌され，鼻涙管を通って鼻腔に流れる．したがって，泣くと鼻水が出る.

▶ **まばたきは意識的にもできるが，角膜刺激などにより反射的にも行われる.**

まばたきは異物の侵入を防ぐと同時に涙液で角膜を保護する作用もある.

▶ **閉眼時には眼球は上転している.**

これは眼球の保護のためである.

左右の眼球は常に連動して1つの目標を見ようとしている.

眼球の外側には眼球を動かすための6つの筋肉がついており，左右合計12個の筋肉による非常に高度な共同作用で1つの目標を見ている.

▶ **これらの筋肉は骨格筋であり，外眼筋または動眼筋という.**

▶ **近くのものを見るときは輻湊がおこる.**

遠くのものを見るときは左右の眼球の向きはほぼ平行であるが，近くのものを見るときは両眼とも内側に寄る．これを輻湊という.

▶ **両眼視により立体感が得られる.**

ヒトの眼は正面を向いており，1つの目標を両眼で見ている．両眼の情報は脳で1つに総合され，立体感を得ている．両眼による視野はそのぶん狭くなっている.

ある1点を見つめているときに見えている範囲を視野という.

▶ **視神経乳頭部に一致して視野の欠損がある.**

視神経の眼球からの出口が視神経乳頭部である．視神経乳頭部には錐体も杆体（→p.209）もないため，ここではモノを見ることができない．これをマリオットの盲点という.

▶ **左右の視神経は半分だけ交叉し，反対側の脳に入る.**

残りの半分は交叉せず，同側の脳に入る.

▶ **右半分の像は左右の眼球とも左の大脳に伝えられる.**

右の像は網膜の左側に写る．交叉後の視覚伝導路に障害があると半分だけの視野の欠損が生じる．これを半盲という（左図参照）.

瞳孔が開くことを散瞳といい，縮小することを縮瞳という.

光が入ると縮瞳がおこる.

▶ **虹彩には瞳孔を開く平滑筋と縮小させる平滑筋の2種類の不随意筋が存在する.**

前者は交感神経に，後者は副交感神経によって調節されている（→p.181）．この2種の平滑筋は眼球の中にあるので，内眼筋という.

▶ **瞳孔の大きさは交感神経と副交感神経とのバランスで決まり，常に左右同じである.**

片方の眼球内に光が入ると，左右ともにすみやかに同じように縮瞳がおこる．これを対光反射という．もし瞳孔の大きさに左右差があったり対光反射が消失したりすると，生命にかかわるほどの重大な脳の異常が疑われる.

視力と網膜

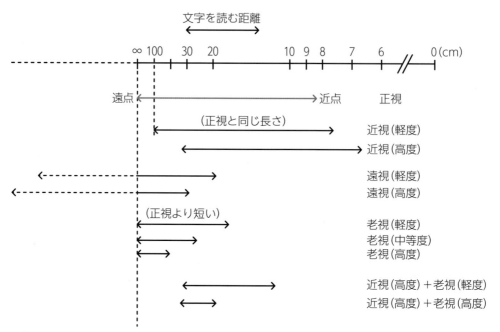

正視と屈折異常と老視

正視では無限大の距離から 8 cm 程度までピントを合わせることができる。この最も遠い距離を遠点，最も近い距離を近点という。近視ではこの近点と遠点がそのまま近くに移動したものである。矢印の長さは変化してないことに注意。遠視では逆にこの矢印が左側に移動している。老視では矢印の長さが短くなっており，近点が遠点のほうに近づいている。文字を読むのは 15〜30 cm 程度の距離であるから，近視眼では老視になっても裸眼で本が読める。矢印を右に移動させるには凸レンズを用い，左に移動させるには凹レンズを用いる。

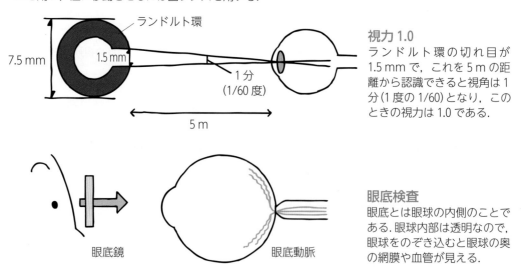

視力 1.0

ランドルト環の切れ目が 1.5 mm で，これを 5 m の距離から認識できると視角は 1 分 (1 度の 1/60) となり，このときの視力は 1.0 である。

眼底検査

眼底とは眼球の内側のことである。眼球内部は透明なので，眼球をのぞき込むと眼球の奥の網膜や血管が見える。

◀ 像をはっきりと網膜上に写すために，水晶体の厚さが変化する．

- ▶ **水晶体の厚さを変えているのが毛様体である．**
  老化などにより水晶体の厚さがあまり変化できなくなったのが老視(いわゆる老眼)である．老視では遠いところに焦点が合っているので，近くを見るときには凸レンズを用いる．
- ▶ **近視の矯正には凹レンズを用いる．**
  眼球が大きく，水晶体から網膜までの距離が長いため，遠いところが見えにくい状態が近視である．逆に，眼球が小さく，水晶体から網膜までの距離が短いため，近いところが見えにくい状態が遠視である．遠視の矯正には凸レンズを用いる．
- ▶ **レンズの強さ(屈折力)にはジオプトリー(D)という単位を用いる．**
  ジオプトリーはプラスが凸レンズでマイナスが凹レンズである．
- ▶ **角膜などの屈折率が縦方向と横方向とで違いがあるのが乱視である．**
  乱視の人が十字架を見るとき，縦棒にピントを合わせると横棒がぼやけて見える．横棒にピントを合わせると縦棒がぼける．乱視の矯正には円柱レンズを用いる．

◀ 視力は眼の2点識別能を表したものである．

- ▶ **視力はランドルト環などで測定する．**
  認識可能な最小の環の切れ目に対する視角の逆数を視力として表している．視角が1分(1度の1/60)のときの視力が1.0であり，2分なら0.5，10分なら0.1である．

◀ 眼底を眼底鏡でのぞくと網膜や血管が見える．

- ▶ **動脈硬化があると眼底の動脈は「硬く」見える．**
  とくに高血圧や糖尿病による動脈の変化がよくわかる．
- ▶ **脳内の血管の変化と類似のことが眼底でも生じている．**
  網膜は脳の一部だからである．脳の血管は直接見ることはできないが，網膜の血管は見える．また，脳と視神経は通じているので，脳の異常があると視神経乳頭に異常が生じることがある．

◀ 網膜の錐体と杆体が直接の光受容器である．

- ▶ **錐体は暗いとはたらかないが色がわかり，杆体は暗くてもはたらくが色はわからない．**
  一般に，昼行性動物は網膜に錐体が多いので夜は見えにくく，夜行性動物は杆体が多いので夜でも見えるが色は判別しにくい．ビタミンAは杆体の成分であり，ビタミンA不足では夜盲となる．
- ▶ **黄斑部には錐体がぎっしりつまっている．**
  網膜の中心部を黄斑部といい，視野の中心にあたる．ここが最も視力が高く，黄斑部に障害があると視力は極端に低下する．私たちは黄斑部のみでモノを見ているといっても過言ではない．
- ▶ **錐体には，赤，緑，青の光にそれぞれ反応する3種類の色物質が含まれている．**
  色物質は蛋白質である．大多数の人とは少し異なった色物質をもっている人を色覚異常とよんでいる．そのほとんどは赤と緑の区別がつきにくいだけで，色のない世界を見ているわけではない．赤と緑の色物質の遺伝子はX染色体にあるので，色覚異常は男性に多い(→p.222)．
- ▶ **暗順応により暗い所でも見えるようになる．**
  明るい所から急に暗いところに移動すると次第に目が見えてくる．これを暗順応といい，明るくても暗くても視覚を確保するのに役立っている．

聴覚

音の伝わり方
飛行機の音は水面で反射してしまい海中には伝わらない．飛行機の音をまず船（鼓膜と耳小骨に相当する）で受けとめて海中（内耳に相当する）に流してやると潜水艦にまで伝わる．

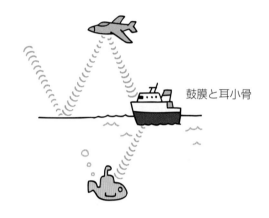

鼓膜と耳小骨

伝音系と感音系
音の振動は外耳では気体中を，中耳では固体中を，内耳では液体中を進む．内耳の蝸牛はカタツムリのように巻いており，中には液体（リンパ）が入っている．外耳と中耳を伝音系，内耳から大脳までを感音系という．平衡覚に関しては p.213 を参照．

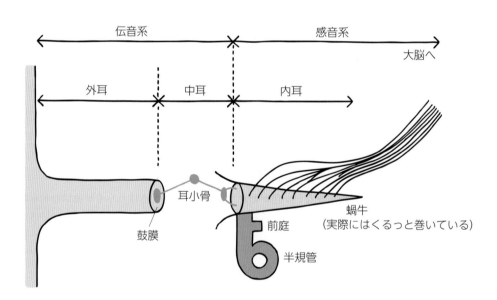

伝音系　　　　　　　　　　感音系

大脳へ

外耳　　中耳　　内耳

耳小骨

鼓膜

前庭

半規管

蝸牛
（実際にはくるっと巻いている）

潜水艦には飛行機の爆音は聞こえない

空中の音は水面で反射してしまい水中には伝わらない．つまり気体の振動は直接には液体の振動に変換できない．蝸牛内の聴覚ニューロンは液体にひたっている．耳では空中の音を鼓膜で受けて固体の振動に変え耳小骨に伝え，耳小骨の振動は蝸牛内の液体に伝えられる．このようにして空気の振動を液体の振動に変えているのである．

耳の構造は，外耳，中耳，内耳に分けられる．

外耳と中耳の境は鼓膜である．

▶ **鼓膜は皮膚の一種である．**

鼓膜には血管も神経も存在し，破れても再生可能である．

▶ **中耳と鼻腔は耳管でつながっている．**

気圧の変化があると鼓膜が中耳や外耳のほうへ引っ張られるので，時々耳管が開いて中耳の内圧を外気と等しくしている．耳管はあくびや嚥下のときに開く．

▶ **外耳と中耳は内耳に音を効率よく伝えるための音の通路である．**

音という気体の振動は鼓膜で固体の振動に変わり，さらに内耳では液体の振動に変化する．

▶ **音を感じとっているのは内耳にある蝸牛（かぎゅう）という部分である．**

蝸牛とはカタツムリのような形をした器官である．

▶ **音の高低は Hz（ヘルツ）で表す．**

Hz は周波数の単位である．ヒトが聞くことのできるのはおよそ 20～2 万 Hz の範囲である．会話は主として 500～2,000 Hz の範囲である．

▶ **音の強さは dB（デシベル）で表す．**

健常者が聞くことのできる最小の音の強さを 0 dB と決め，この音より音の大きさが 10 倍大きくなるごとに 20 dB を加算する．たとえば 1,000 倍大きな音は 60 dB である．2 つの音の大きさの比較も同様の表し方をする．

▶ **内耳でとらえた音は神経が大脳皮質へ伝える．**

聴覚を感じとっているのは大脳皮質である．

聴覚の経路は音の経路と神経の経路とに分けられる．

▶ **音の物理的な経路を伝音系という．**

物理的に音の振動が伝わる経路であり，内耳までの経路のことである．なお，音の一部は骨を伝わって直接内耳に到達する．

▶ **聴覚の神経の経路を感音系という．**

内耳から大脳皮質までの神経の経路のことである．

聴力障害を難聴という．

▶ **難聴には伝音系の難聴と感音系の難聴とがある．**

鼓膜が破れたり中耳炎などは伝音系の難聴であり，内耳や脳の異常は感音系の難聴である．

▶ **音の高さにより聞こえ方が違う．**

聴力障害の程度は音の高さにより異なっている．どの高さの音がどの程度聞こえるかを調べる検査をオージオメトリーという．

▶ **高齢者では高音が聞きとりにくくなる．**

老人性の難聴は高音部での聴力障害が強い．

▶ **職業性難聴の聴力障害は 4,000 Hz 付近で著しい．**

騒がしい工場などで長期間働くと，その騒音の高さの音（4,000 Hz 付近のことが多い）が聞こえにくくなる．これを職業性難聴という．

▶ **言葉が聞きとれないほどの高度の難聴を聾（ろう）という．**

オージオメトリーで 30 dB 以上の聴力損失（30 dB 以上の強さの音しか聞こえない）を難聴，100 dB 以上を聾という．30 dB 以上の聴力損失があると社会生活に支障をきたす．

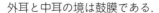

平衡覚, 味覚, 嗅覚

半規管

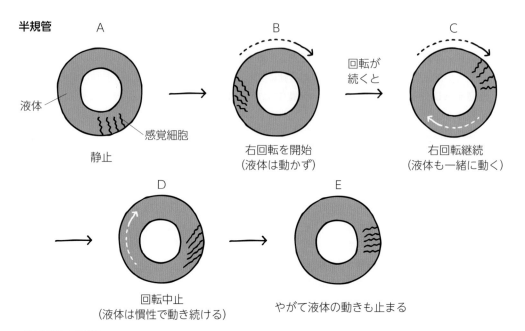

A
液体
感覚細胞
静止

B
右回転を開始
(液体は動かず)

回転が
続くと

C
右回転継続
(液体も一緒に動く)

D
回転中止
(液体は慣性で動き続ける)

E
やがて液体の動きも止まる

半規管の原理
半規管の中には液体が入っている. 液体が動くと液体中の感覚細胞のヒゲがたなびいていて液体の動きを感知する. Bのときに右回転を感知し, Dでは身体は動いていないのに逆に左回転をしているように感じる.

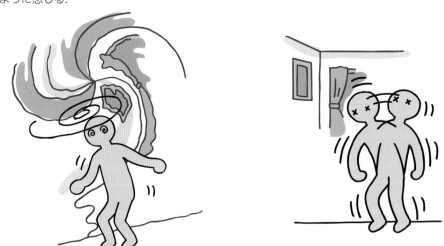

回転性めまい(左)と非回転性めまい(右)
まわりが動いて見える回転性めまい(左)と身体の平衡を保てなくなる非回転性めまい(右)とがある.

内耳では聴覚ばかりでなく平衡覚も感じとっている.

私たちは身体の動きや向きを常に感じとりながら生きている. この感覚を平衡覚という.

▶ **平衡覚は内耳が重要な役目を果たしている.**

平衡覚は全身からの情報で成り立っているが, その中でも内耳がとくに重要な役目を果たしている. 内耳には半規管と前庭という部分があり, ここで平衡覚を感じとっている.

▶ **半規管は身体の動きを感じとっている.**

半規管とは半規(分度器のこと)形の管という意味で, 3本ある. この3本の管(三半規管)が互いに直角に向いているためすべての方向の動きを三次元的にとらえることができる.

▶ **前庭では身体の向きを感じとっている.**

半規管と前庭との協力により身体の位置や向きや動きを認識することができる.

「めまい」には大きく2つの状態がある.

▶ **めまいにはまわりが動いて見える状態と, 自分の身体の平衡を保てなくなる状態とがある.**

▶ **前者は回転性めまいといい, 主に内耳の障害で生じる. 後者は非回転性めまいといい, 主に中枢神経系の障害で生じる.**

なお, 大きな心配事などの精神的な原因により気が遠くなる状態もめまいと表現することがある. このように「めまい」という言葉にはいろいろな意味が含まれているので, 使用するときには注意が必要である. ちなみに英語ではこれらすべて区別して表現する.

▶ **乗り物酔いは平衡覚の異常から生じる.**

平衡覚の中枢は自律神経の中枢と密接な関係があり, 乗り物酔いでは自律神経を介して悪心や嘔吐がおこる.

味覚は味蕾で感じとる.

▶ **味蕾は口腔内, とくに舌表面の乳頭に多く存在している.**

▶ **基本的味覚には, 甘味, 酸味, 塩味, 苦味, うま味がある.**

うま味は日本で発見された味覚であり, umami が世界中で通用する.

▶ **食物の味は味覚だけでなく総合的に形成されたものである.**

味を決める要素には, 味覚だけでなく, 嗅覚, 触覚, 温度覚, 痛覚, 視覚, 聴覚, また身体の状態や過去の経験, さらには周囲の環境などもある. 個人差も大きい.

嗅覚受容器は鼻腔の最上部の鼻粘膜中にある.

水にすむ動物は水のにおいをかいでいる. 陸にすむ動物は, 空中のにおいをいったん鼻粘膜の粘液中に溶かし込み, この粘液のにおいをかいでいる. 「かぐ」動作をすると鼻腔内で乱流が生じ, においを含んだ吸気が鼻腔上部によく届くようになる.

▶ **嗅覚は下等な動物でさえかなり発達している.**

多くの感覚の中枢は大脳の新皮質とよばれる部位にあるのが普通であるが, 嗅覚の中枢は辺縁系(→p.187)にある. ここは摂食行動や性行動, また怒りや快感などと深い関係のある場所である. これらと嗅覚とはおそらく深い関連性があるのであろう.

▶ **嗅覚は順応が強い.**

いかに強烈なにおいでもすみやかに感じなくなってしまう. ヒトの嗅覚は動物の中では退化しているほうであるが, それでも数百種以上のにおいをかぎ分けることができる.

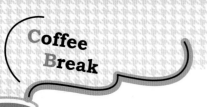

Coffee Break

痛みでショックになることがある

痛みが非常に強いと急に迷走神経が興奮することがある．その結果，急に血圧が下がりショックに陥ることがある．この迷走神経を介した反射を防ぐには，十分な麻酔が重要である．迷走神経の作用を止める薬（アトロピンなど）を前もって投与しておくこともある．

そこひ

本来は透明であるべき水晶体が混濁して光を通さなくなったのが白内障（しろそこひ）である．治療はこの混濁した水晶体を摘出し，代わりに人工レンズを挿入する．また，眼球内の圧力（眼圧）が増えすぎて障害が出たものを緑内障（あおそこひ）という．緑内障の治療には緊急を要することも多い．

看護師国家試験既出問題

心筋梗塞で左上腕内側と左肩とに痛みを感じた．この痛みはどれか．
　1. 表在痛
　2. 深部痛
　3. 内臓痛
　4. 関連痛

解説 この問題は関連痛の知識を問うている．p.205 を参照のこと．
答え [4]

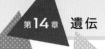

細胞のはたらき

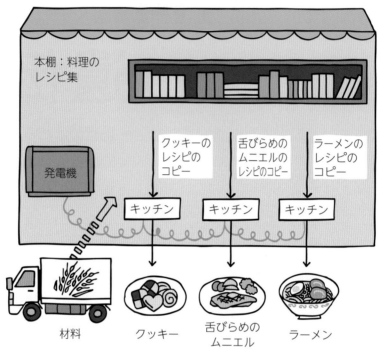

レストランでさまざまな料理ができるまで

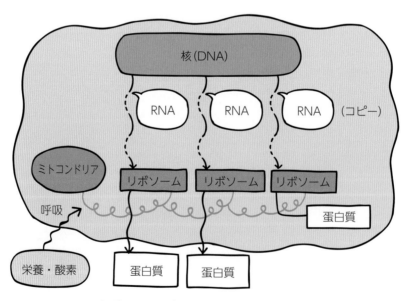

細胞でさまざまな蛋白質ができるまで

ヒトの細胞はどの細胞も基本構造は同じである.

ヒトに限らず動植物も微生物も，とにかくすべての細胞の基本構造は同じである.

細胞は細胞膜と核とさまざまな細胞小器官とからなる.

▶ **細胞小器官の代表がミトコンドリアである.**

遺伝子とはどんな蛋白質を作るかを書いたものである.

蛋白質のアミノ酸配列に関しては「蛋白質」の項(→p.100)を参照.

▶ **遺伝子は DNA である.**
DNA は核の中に保存されている.

▶ **DNA の一部をコピーしたものが RNA である.**
RNA の内容を見ながら，そのとおりに細胞小器官(この場合はリボソーム)が蛋白質を合成する.

▶ **合成された蛋白質が実際の細胞の機能に必要な仕事を行っている.**

細胞のはたらきはレストランによく似ている.

以下，細胞の機能をレストランにあてはめて説明する.

▶ **レストランには料理のレシピ集がある.**
レシピ集は細胞の遺伝子に相当する．遺伝子は DNA でできていて，核の中にある．つまり，核は遺伝子(レシピ集)の保存倉庫である.

▶ **レシピ集から必要な料理のコピーをとり，そのコピーを見ながら料理を作る.**
このコピーが RNA に相当する．そして，そのコピーにしたがって実際にキッチン(リボソーム)で蛋白質が合成される.

▶ **合成された蛋白質は，酵素としてそれがさらに何かを合成したり，そのまま放出されたりする.**
つまり，DNA→RNA→蛋白質という流れを理解すること．そして，この蛋白質が細胞のさまざまな仕事を直接行っている.

ミトコンドリアは細胞へエネルギーを供給している.

料理を行うときにはガスや電気などのエネルギーが必要である．細胞も同じことで，ミトコンドリアがエネルギーとして ATP(→p.102)を供給している．つまり，ミトコンドリアは ATP 産生工場である.

DNA と RNA

DNA はデオキシリボ核酸，RNA はリボ核酸の略号である．DNA は遺伝子そのもの，つまり全料理のレシピ大全集に相当し巨大な大きさがある．これに対し RNA は 1 つのレシピのコピーであり，大きさは割に小さい．いずれも 4 種類の文字で書いてある

細胞分裂

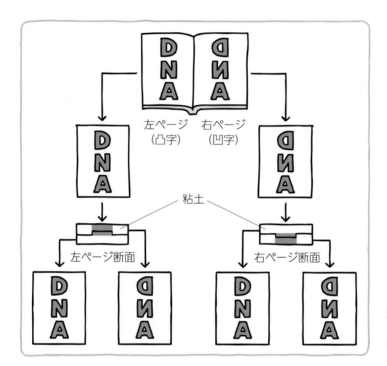

細胞分裂と DNA 複製
レシピの複製法の詳細は右
ページ □ を参照.

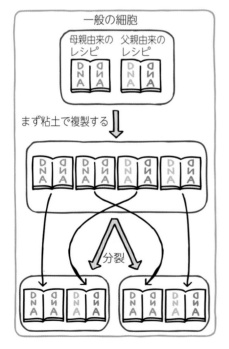

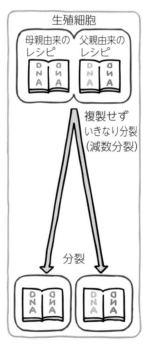

細胞分裂と減数分裂
正確には生殖細胞は減数分
裂の後，もう1回通常の分
裂をして合計4個の細胞に
なる.

細胞が分裂するときは遺伝子をすべて伝える.

分裂前には遺伝子を複製し, 分裂時に等分に分ける.

分裂直前の細胞の遺伝子の量は 2 倍になっている. つまり DNA の量も 2 倍になっている.

以下, 遺伝子をレシピに置き換えて遺伝子の複製のしくみを説明する.

レシピの本には左右のページに凹凸ペアで同じことが書いてある.

レシピを複製しやすいようにわざと 2 つ同じ内容が左右対称に書いてある. 母親由来の本は凹凸ペアで同じことが書いてあり, 父親由来の本も同様に凹凸ペアになっている.

分裂時には次のようにしてレシピを複製する.

ページを左右に分ける.

それぞれのページに粘土をかぶせる.

かぶせた粘土を開く.

すると前と同じものができる.

これを母親由来の本と父親由来の本の両方に行う.

生殖細胞だけは特殊な分裂方法を行う.

生殖細胞とは卵子と精子のことである.

▶ **生殖細胞では, 全部の本を母親由来の本と父親由来の本とに分けてしまう.**

生殖細胞の本の量は一般の細胞の本の量の半分である.

このように遺伝子の量が半分になる分裂を減数分裂という.

▶ **卵子と精子が受精すると本の量はもとに戻ることになる.**

通常は DNA(遺伝子)は核の中に存在している.

核の中では DNA はきれいに折りたたまれているので, DNA の様子は外からはよく見えない.

▶ **細胞分裂時には DNA は外からよく見えるようになる.**

これが染色体である. つまり, 染色体は遺伝子の塊であり, 細胞分裂時にのみ姿を現す.

▶ **ヒトの染色体の数は 46 本である.**

このうち半分(23 本)が母親由来であり, 残り半分が父親由来のものである.

▶ **染色体には常染色体と性染色体とがある.**

男女ともに同様にもっているものを常染色体といい, 22 対(44 本)である. これらには 1 から 22 番までの番号がつけてある. また, 男女で異なっている染色体を性染色体といい, 1 対(2 本)である.

▶ **性染色体には X 染色体と Y 染色体とがある.**

▶ **性染色体は女が XX, 男が XY である.**

女性は X 染色体を 2 本, 男性は X 染色体と Y 染色体を 1 本ずつもっている.

▶ **染色体異常の病気もある.**

染色体数が多かったり少なかったり(→p.222), あるいは染色体の一部が欠損したり, ほかの部位に移動したりといった病気もある.

顕性遺伝と潜性遺伝

母親由来のレシピ集　　　　父親由来のレシピ集

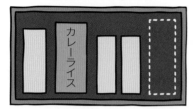 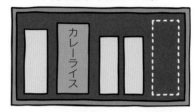

正常ではカレーライスは作れてあたりまえ. 毒キノコ料理は本棚にレシピがないので作ることはない.

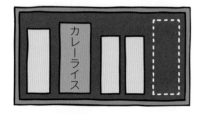 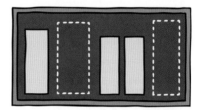

片方の本棚からカレーライスのレシピがなくなってもまだカレーライスは作れる. しかし, 子孫にカレーライスを作れない人が出現する可能性がある.

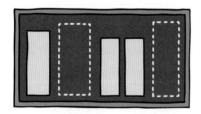 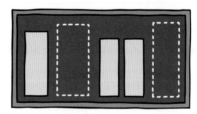

両方の本棚からカレーライスのレシピがなくなると, もうカレーライスは作れない.

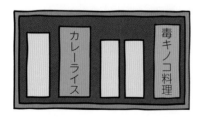 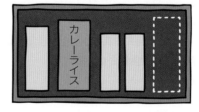

片方の本棚に毒キノコ料理のレシピがあると, 毒キノコ料理を作ってしまう. 両方の本棚にあっても同様である.

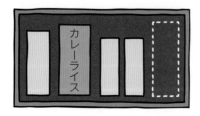 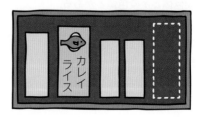

正常とは少し違う変なカレーライスを作る. このような異常も存在する.

遺伝子には母親由来のものと父親由来のものとがある.

以下，遺伝子をレシピに置き換えて説明する.

▶ **料理のレシピの本棚には母親由来のものと父親由来のものとがある.**

▶ **レシピが片方の本棚にありさえすればその料理は作ることができる.**

レシピがどちらの本棚にもない場合にはその料理は作ることができない.

カレーライスを作れないという性質の遺伝形式を潜性遺伝という.

カレーライスのレシピが 2 つの本棚のうちどちらか片方もしくは両方に存在する場合にはカレーライスを作れる. カレーライスを作れなくなるのは両方の本棚ともにそのレシピがない場合だけである.

▶ **片方の遺伝子だけが欠損している人を保因者という.**

保因者はカレーライスのレシピを 2 つの本棚のうちどちらか片方だけにもっている. このような場合には，この人はカレーライスはちゃんと作れるが，その子孫にカレーライスを作れない人が現れる可能性がある.

▶ **「潜性」とはその性質が現れにくいという意味である.**

両親が保因者で子が「カレーライスを作れない」状態になる確率は 1/4 である.

毒キノコ料理を作ってしまうという性質の遺伝形式を顕性遺伝という.

毒キノコ料理のレシピが片方の本棚にありさえすれば毒キノコ料理を作れる. 毒キノコ料理を作れないのは 2 つの本棚にともにそのレシピがない場合だけである.

▶ **「顕性」とはその性質が現れやすいという意味である.**

遺伝子欠損が原因の性質は潜性遺伝をする.

「カレーライスを作れない」とは「カレーライスのレシピの欠損」である.

▶ **遺伝子の存在が原因の性質は顕性遺伝をする.**

「毒キノコ料理を作る」とは「毒キノコ料理のレシピの存在」である. つまり，顕性遺伝と潜性遺伝とは表裏一体のものである.

▶ **メンデルの法則とはこれらの典型例である.**

遺伝子の内容の発現には複雑な要因もあり，すべてがこのように明快に説明できるわけではない.

▶ **変なカレーライスを作ってしまう病気もある.**

カレーライスのレシピの代わりにカレイ料理のレシピをもつと，一般のカレーとは少し異なった変なカレー料理を作ってしまう. このような異常もある.

致死性遺伝子

毒キノコ料理のレシピをもっていると胎児のうちに死んでしまうことがある. このような遺伝子を致死性遺伝子という.

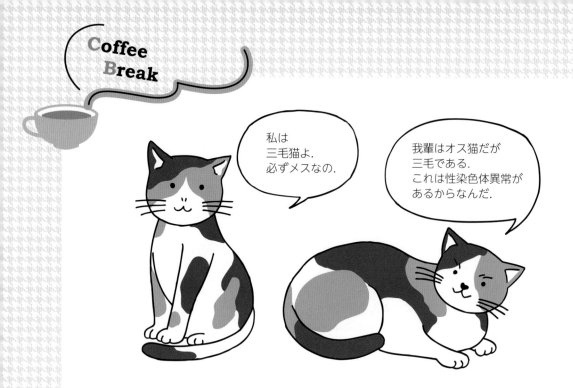

X染色体上の遺伝子の発現

遺伝子欠損つまり潜性遺伝をするものは，それが常染色体を介したものなら対になった相手がカバーしてくれる．しかしそれがX染色体を介したものならば，男性では1本しかもっておらずカバーしてくれる相手がいない．したがって，男性ではX染色体上の遺伝子の性質はもろに現れる．その例に血友病（→p.33）や色覚異常（→p.209）などがある．

染色体異常

性別はY染色体の有無で決まり，Yがあると男性に，Yがないと女性になる．猫も同じでYがあるとオスになる．ただし，三毛の性質は非常に特殊である．X染色体が2本（XX）ないと三毛の性質は発現しないため，一般の三毛猫は必ずメスである．しかし，まれにXXYという性染色体異常の猫が存在する．この場合はX染色体が2本あるので三毛になることができ，かつYも存在するのでオスになる．つまり，三毛のオスは性染色体異常を必ずともなっている．ヒトにもこのような病態は存在する．

> **看護師国家試験既出問題**

遺伝で正しいのはどれか．
1. 細胞は器官によって異なる遺伝情報を持つ．
2. 3つの塩基で1種類のアミノ酸をコードする．
3. 動物と植物のDNAは異なる塩基を持つ．
4. 遺伝情報に基づき核内で蛋白合成が行われる．

解説 p.217参照．1. 1人の中のすべての細胞は同じ遺伝情報をもつ．2. 正しい．3. DNAの塩基は動植物共通．4. 蛋白合成は細胞質のリボソームで行われる．
答え [2]

▶肝機能検査

略号	名称	基準値※	反映するもの
Alb	アルブミン	4.0 g/dL 以上	肝臓の蛋白合成能
Ch-E	コリンエステラーゼ	200 単位以上	肝臓の蛋白合成能
LCAT	レシチン-コレステロール アシルトランスフェラーゼ	50 単位以上	肝臓の蛋白合成能
PT	プロトロンビン時間	13 秒以下	肝臓の蛋白合成能
NH_3	アンモニア	80 μg/dL 以下	肝臓の解毒能
ICG	インドシアニングリーン	10%以上	肝臓の解毒能(色素排泄試験)
T-Bil	総ビリルビン	1.0 mg/dL 以下	肝臓の解毒能(黄疸の指標)
D-Bil	直接ビリルビン	0.3 mg/dL 以下	肝臓の解毒能(黄疸の指標)
I-Bil	間接ビリルビン	0.8 mg/dL 以下	肝臓の解毒能(黄疸の指標)
AST	(GOT ともいう)	40 単位以下	肝細胞の崩壊度
ALT	(GPT ともいう)	40 単位以下	肝細胞の崩壊度
LDH	乳酸脱水素酵素	460 単位以下	肝細胞の崩壊度
AL-P	アルカリホスファターゼ	260 単位以下	肝細胞および胆道系の障害度
LAP	ロイシンアミノペプチダーゼ	170 単位以下	肝細胞および胆道系の障害度
γ-GTP	ガンマグルタミル トランスペプチダーゼ	50 単位以下	肝細胞および胆道系の障害度
AFP	アルファフェトプロテイン	20 ng/mL 以下	肝細胞癌などで上昇

※基準値は測定方法・検査施設などにより非常に幅がある．ここに示したものはあくまで一応の目安である．AST などは肝「機能」検査というよりは肝「障害」度の検査である．

補助単位						
da	デカ	10^1	d	デシ	10^{-1}
h	ヘクト	10^2	c	センチ	10^{-2}
k	キロ	10^3	m	ミリ	10^{-3}
M	メガ	10^6	μ	マイクロ	10^{-6}
G	ギガ	10^9	n	ナノ	10^{-9}
T	テラ	10^{12}	p	ピコ	10^{-12}
P	ペタ	10^{15}	f	フェムト	10^{-15}

[例] 1 フェムトグラム＝10^{-15}g＝0.000 000 000 000 001g
1 ペタグラム 　＝10^{15}g ＝1 000 000 000 000 000g

▶主な英語・ドイツ語名

日本語	英語		ドイツ語	
脳	brain	ブレイン	(Ge)hirn	(ゲ)ヒルン
肺	lung	ラング	Lunge	ルンゲ
心臓	heart	ハート	Herz	ヘルツ
腎臓	kidney	キドニー	Niere	ニーレ
肝臓	liver	リバー	Leber	レーベル
胃	stomach	ストマック	Magen	マーゲン
腸	intestine	インテスティン	Darm	ダルム
膵臓	pancreas	パンクレアス	Pankreas	パンクレアス
脾臓	spleen	スプリーン	Milz	ミルツ
睾丸	testis	テスティス	Hoden	ホーデン
子宮	uterus	ユーテラス	Uterus	ウテルス
卵巣	ovary	オバリー	Ovarium	オバリウム
骨	bone	ボーン	Knochen	クノッヘン
血液	blood	ブラッド	Blut	ブルート
皮膚	skin	スキン	Haut	ハウト
筋肉	muscle	マッスル	Muskel	ムスケル
尿	urine	ユァリン	Harn	ハルン
便	stool	ストゥール	Kot	コート
癌	cancer	キャンサー	Krebs	クレプス
医師	doctor	ドクター	Arzt	アルツト
看護師	nurse	ナース	Pflegerin	プレーゲリン

※これ以外にもさまざまな言い方がある. なお, ドイツ語では名詞は大文字で書き始める.

▶臨床でよく使う診療科の略称

診療科名	略称	略称のもとになったドイツ語	備考
婦人科	ギネ	Gynäkologie	産科はトコ(Tokologie)
耳鼻科	オト	Otologie	耳鼻のどで ENT とも略す
眼科	アウゲ	Augenheilkunde	
整形外科	オルト	Orthopädie	
精神科	プシ	Psychiatrie	
皮膚科	デルマ	Dermatologie	
泌尿器科	ウロ	Urologie	

※これらの略称はすべて俗語であり, 正式な用語ではない.

▶ドイツ文字の読み方

A	a	アー
B	b	ベー
C	c	ツェー
D	d	デェー
E	e	エー
F	f	エフ
G	g	ゲー
H	h	ハー
I	i	イー
J	j	ヨット
K	k	カー
L	l	エル※
M	m	エム
N	n	エン
O	o	オー
P	p	ペー
Q	q	クー
R	r	エル※
S	s	エス
T	t	テー
U	u	ウー
V	v	ファウ
W	w	ヴェー
X	x	イクス
Y	y	イプシロン
Z	z	ツェット
Ä	ä	アーウムラウト
Ö	ö	オーウムラウト
Ü	ü	ウーウムラウト
	ß	エスツェット

※カナで示すとどちらも「エル」であるが，正式の発音は当然異なる．

▶ギリシャ文字の読み方

Α	α	アルファ	(a)
Β	β	ベータ	(b)
Γ	γ	ガンマ	(g, n)
Δ	δ	デルタ	(d)
Ε	ε	イプシロン	(e)
Ζ	ζ	ゼータ	(z)
Η	η	エータ	(e)
Θ	θ	シータ	(th)
Ι	ι	イオタ	(i)
Κ	κ	カッパ	(k)
Λ	λ	ラムダ	(l)
Μ	μ	ミュー	(m)
Ν	ν	ニュー	(n)
Ξ	ξ	クサイ	(x)
Ο	o	オミクロン	(o)
Π	π	パイ	(p)
Ρ	ρ	ロー	(r, rh)
Σ	σ	シグマ	(s)
Τ	τ	タウ	(t)
Υ	υ	ユプシロン	(y, u)
Φ	φ	ファイ	(ph)
Χ	χ	カイ	(ch)
Ψ	ψ	プサイ	(ps)
Ω	ω	オメガ	(o)

※（　）内は最も近いローマ字．